中医运气与健康预测 （第二版）

庄一民 著

中国中医药出版社

·北京·

图书在版编目（CIP）数据

中医运气与健康预测 / 庄一民著 . —2 版 .—北京：
中国中医药出版社，2020.10
ISBN 978–7–5132–6282–8

Ⅰ . ①中… Ⅱ . ①庄… Ⅲ . ①运气（中医）
Ⅳ . ① R226

中国版本图书馆 CIP 数据核字（2020）第 110913 号

中国中医药出版社出版

北京经济技术开发区科创十三街 31 号院二区 8 号楼
邮政编码　100176
传真　010-64405750
廊坊市祥丰印刷有限公司印刷
各地新华书店经销

开本 710×1000　1/16　印张 14.75　字数 240 千字
2020 年 10 月第 2 版　2020 年 10 月第 1 次印刷
书号　ISBN 978 – 7 – 5132 – 6282 – 8

定价　58.00 元
网址　www.cptcm.com

社 长 热 线　010-64405720
购 书 热 线　010-89535836
维 权 打 假　010-64405753

微信服务号　zgzyycbs
微商城网址　https://kdt.im/LIdUGr
官 方 微 博　http://e.weibo.com/cptcm
天猫旗舰店网址　https://zgzyycbs.tmall.com

如有印装质量问题请与本社出版部联系（010-64405510）

再版前言

本书是 2007 年写作，2009 年出版，一晃已是 10 余年过去了。

这 10 余年中，笔者在读书之余，经常在思索一个问题，中医的未来何在呢？

《黄帝内经》第一篇就将修炼有成之人分为真人、至人、圣人、贤人四等。

对于最高等级的真人，《黄帝内经》是这样说的：余闻上古有真人者，提挈天地，把握阴阳，呼吸精气，独立守神，肌肉若一，故能寿敝天地，无有终时，此其道生。

这里说的精气就是天地真气。笔者认为，古人的主要修炼方法就是呼吸真气，以真气为手段反复锤炼自己的身体和神识。身体强壮了，自然百病不侵，益寿延年。神识强大了，一方面可以内视，另一方面可以外放。内视的结果发现了人体的经络和穴位，并且发现了五脏的五行属性。外放的神识可以用于诊病和治病，并用于发现中草药的自然属性，以及中草药与人体的对应关系。这就是古代经方和验方的来源。那种把经络的发现归结于古人误打误撞的说法我认为是根本站不住脚的。

自有文字记载以来，人类在 3000 年前诞生了修真文明，1000 年来诞生和壮大了科技文明。中医是修真文明的医学，而西医是科技文明的医学。修真文明和科技文明的重要区别，在于对于能源的利用方式不同。修真文明利用能源提高自己的生命层次，并将能源聚集在体内，用自身作为探索宇宙的工具。科技文明利用能源来制造机器和仪器，并驱动机器和仪器来探索宇宙。修真文明是求诸内，科技文明是求诸外。两者的最终目的都是探索未知、改造自然，并且尽可能地延长个人的寿命。

根据中医的经典，人体之气可分为元气、宗气、营气、卫气、脏腑之气、经络之气。古代提出这个理论的中医大师，显然是能够清晰地辨别出这些人体之气各自的特点。笔者认为，这是修炼到神识能够外放的中医师才能做到的事情。修真文明兴，则中医兴。

本书修订版根据读者反馈与本人自查，修改了个别失误之处，如还有不妥之处也敬请指出。

最后说一下，"春江水暖鸭先知"，动物对大自然变化最敏感，因此观察动物的变化，就可以得知天地的变化。而天地变化的起点在于名山大川，城市里的变化是最慢的。所以如果你想要观察天地变化的话，那就走出城市吧。

庄一民

2020 年 4 月 4 日

前　言

本书可以说是在种种机缘巧合下写成的。

首先，笔者研究《黄帝内经》是缘于亲人的病痛。笔者有一位亲人得了慢性肾炎，后来又转为尿毒症，不得不进行肾透析和换肾手术。此间种种生离死别情形，非过来人不足以体会。

笔者毕业于中国人民大学，定居于美国，本来以为，美国有世界上最先进的医疗体系，加上公司完善的医疗保险制度，应该在患病早期、中期解决这个问题，但事实并非如此。于是笔者开始从"主流"医疗体系之外寻找答案。学习中医和研究《黄帝内经》就是从这个时期开始的，也可以说是被疾病"逼"出来的。

在研究《黄帝内经》的过程中，笔者发现《黄帝内经》中"治未病"的思想是一种最先进的医疗思想，并且在《黄帝内经》的五运六气学说中，悟出了一些具体方法。笔者曾多次参加预测课题，因此自然而然地把《黄帝内经》与预测联系起来。每当笔者在研究中有所体悟，就首先为家人和父母进行健康预测，告诉他们各自的健康特点，以及需要加强预防的时段。

在一次又一次健康预测的实践中，笔者对《黄帝内经》的领悟也日益加深。

从 2006 年 12 月起，笔者写了 3 篇关于 2007 年健康预测的文章，登在"中医名家网"上。这 3 篇文字，虽然粗疏，却构成了本书的基础。

对于本书影响最大、最直接的，一是李阳波的《开启中医之门》一书，二是我夫人张凤霄女士。前一点在书中多处涉及，这里只谈谈后一点。我夫人是我每一点研究成果的第一位读者，也是第一位评论家。以其女性的敏锐直觉，她很早就看出了这一研究的重大意义，极力主张笔者把研究成果写成一本书，不管能不能发表。她并自告奋勇地担当了把全书输入计算机的重任。

对本书的出版起了重大作用的人物，是中国中医药出版社"中医师承学堂"丛书主编刘观涛先生。他在看过本书的初稿之后，当即决定向出版社申报选题。效率之高，令人佩服。

记得笔者将全书一半的内容，用电子邮件寄给刘观涛先生。当时是2007年2月14日，离春节只有4天。笔者想一般人可能都在忙着准备春节的事，预期在春节之后10天才能收到复件。

没料到，几个小时后，当笔者打开计算机时，却意外地发现了刘观涛先生的复件。复件中除了修改意见外，还告诉笔者，他打算向出版社报题，将本书列入出版计划。

另一点有趣的是，刘观涛先生本人最感兴趣的是中医临床。他还直截了当地告诉笔者，他对《黄帝内经》的五运六气学说不感兴趣。

对一个不感兴趣的选题，在几个小时之内，不仅看了稿件，并且决定报选题出版。这种敬业精神不仅赢得了笔者的好感，而且加速了本书的写作。

于是，本书在内有夫人督促，外有出版社支持的情况下"上了马"。为了使读者先睹为快，本书第一稿在"中医名家网"上分17次连载登出。

本书的内容是探讨《黄帝内经》的五运六气学说，那么，本书有什么现实意义呢？

这个问题可以分4方面来谈。

第一，对于一个国家医疗体制的意义。随着生活水平的提高和寿命的延长，人们对于医疗体制的要求也越来越高。纵观世界各国，都在为这个问题"头疼"。本书第八章专门讨论这个问题，并为解决各国医疗体制的困境开出一副《黄帝内经》处方。

第二，对于一个公司或一个部门的意义。每个公司都有一些关键性的人才，或者叫精英。这些人如果身体健康，自然没有问题。但如果有一位关键人才在关键时刻突然病倒，则可能对公司计划项目的成败产生重大影响。从这个意义上说，每个公司都应该把关键人才的健康，与公司业务计划一并考虑。

第三，对于中医的意义。两千年来，中医的诊法一直是望、闻、问、切四大诊法。本书中提出第五诊法。这对于丰富中医的内容，加速中医的发展，有着积极的作用。

第四，对于每一个普通人的意义。这一点是写作本书的初衷，也是全书重点所在。

《黄帝内经》表面上文字艰深，篇幅浩大，好像只有中医专业人士才能看懂，其实不然。《黄帝内经》一经解释，你就会发现，它其实是为老百姓写的。每个人都可以看得懂。《黄帝内经》的思想，是超越了时代的最先进的养生思想。《黄帝内经》的方法，是每个普通人都可以运用的健康保健方法。

举例来说，《黄帝内经》讲"上工治未病"，意思是说，最高明的医生在疾病未发生的时候，就采取措施，防止疾病发生。

有人可能觉得，恐怕只有世界上最好的医生才能做到这一点。这种医生，必须是天赋极高，又有极丰富的临床经验。

其实，《黄帝内经》所说的"上工"，是每个人都能做到的，真正当了医生，反而不太容易做到了。

这是为什么呢？

我们来分析一下。在绝大多数情况下，身体有了毛病，是谁最先知道呢？是本人。医生就是一天二十四小时守在你身边，也不可能体验你所经历的疾病初起时的不舒服感觉。因此，只要你注意观察身体上出现的反常征兆，你肯定是世界上第一个知道"未病"的人。

何况还有更好的办法，即在身体尚未出现征兆时，你就已经知道，身体哪一部分，在一年中哪些时段，可能出现"未病"。这就是本书中要介绍的，由《黄帝内经》而来的方法。

如果你按照本书的方法，提前预防，最终没有生病，这算不算"治未病"呢？如果你治好了自己的"未病"，那你算不算是个"上工"呢？！

从另一方面来讲，一般人都是有了病，才去看医生。当你来到医生面前时，病情可能早就过了"未病"这个阶段。医生就是想"治未病"，也只能徒呼奈何了。因此，你不要看某某医生治好了多少重病人。如果有可能的话，哪个医生愿意放着早期病人，甚至"未病"不治，去自找苦吃，治疗晚期病人呢？

总之，《黄帝内经》讲"上工治未病"，意思是说，普通人也可以成为"上工"，只要你按着这个方向努力就行。

这就是本书对于每一个常人的意义。

综上所述，本书本来是为家人和父母写的，协助他们"治未病"的一本书，现在拿出来与世人共享。

需要特别说明的是：本书运用《黄帝内经》运气学说所做的健康预测，样本量还不够丰富，仅限于笔者所搜集到的部分数据样本。亟需诸多研究运气学说的专家学者们基于大数据、大样本进行更广泛、更精细的研究。

庄一民
2009 年 4 月于美国维州

目 录

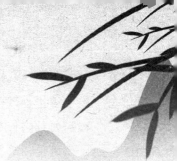

第一章
五行轻松记忆法

俄国作家列夫·托尔斯泰有句名言：幸福的家庭都是一样的，不幸的家庭却各有各的不幸。

这句话可以用在健康上。健康的人都是一样的精力充沛，在他们眼中世界是生机盎然，前途光明无限；但生病的人却各有各的痛苦和烦恼，世界在他们眼中，蒙上了一层灰雾。腰痛之人的苦恼不同于头疼之人；过胖之人的苦恼不同于胃病受苦之人。

失去了健康，才知道健康的可贵。许多人为了治病，从一个医院赶到另一个医院；从一个城市赶到另一个城市。如果他们知道自己的疾病当年只要稍加预防，是完全可以避免的，相信他们一定希望时间能够倒流，回到当年，并认认真真地去预防一下。

面对这些患者，西医也很苦恼。有位西医说过，来到医院的患者，有三分之一是自己好的，有三分之一是医生治好的，还有三分之一是医生想尽了办法也治不好的。

对患者来说，更糟糕的是，在治疗的过程中，由于手术和药品都有副作用，凭空又增添了更多的"医源性"痛苦。

换句话说，等自己的病都成了"型"，再治就很困难了。俗话说，病来如山倒，病去如抽丝。把一座大山一丝一丝地抽走，这个功夫就太大了。

那么，能不能不等病成了"型"，就提早治疗呢？比如说，就像如今的天气预报那样，可以对人体的健康有所预报。或者说，就像很早就知道自己的性别一样，让每个人也能很早就知道自己与生俱来的体质特点。并且知道每个时段应该注意预防哪些病，这样就可以防患于未然，尽可能地掌握自己的健康命运。

可惜，现代西医还没有发展到这个水平，连医生都不知道他自己什么时段需要预防什么病。

可是，笔者发现，这些现代人做不到的事情，中国古人却早就这样做过了。《黄帝内经》中就有很多健康预测的例子，甚至对每一年什么季节得什么病，都有很详细的记载。

其实，这又并不奇怪。

现代人写古诗，能超过唐朝吗？现代人论战争的谋略，能超过《孙子兵法》吗？现代人的哲学著作能超过老子的《道德经》吗？

因此，现代医学的健康预测水准超不过《黄帝内经》，也就不足为奇了。

《黄帝内经》虽然记载了人体健康预测的方法，但由于语言和历史背景的关系，现代人不容易读懂。此外，《黄帝内经》的预测方法，还需要继承和发扬光大。更需要再做一番推导的功夫，才能变成像天气预报那样的人体健康预测。

有一位现代中医名家李阳波，下了一番苦功，读懂了《黄帝内经》，并在自己的医学实践中，证实了这一预测的方法。由于他的神奇故事太多，被人称为"半仙"。

笔者对《黄帝内经》也下了一番工夫，当钻进去了一半的时候，幸运地看到了李阳波的《开启中医之门》一书，又在一系列机缘巧合之下，忽然有了大彻大悟的感受，感觉读懂了《黄帝内经》"天人相应"的理论，并建立了一整套自己的健康预测的数理模型。

举例来说，如果一个人出生于1956年，那么此人一生中得脾胃病的可能性大于一般人，又在2007年得脾胃病的可能性超过其他年份。因此，此类人在2007年应该加强预防脾胃病。

再举一例，任何一位想在今后几年做母亲的人，都应避免让自己的孩子在自己20岁、30岁，或40岁之年出生，避免把自己五脏的不利因素遗传给孩子。

这两个例子，都是用笔者的健康预测数理模型，依据《黄帝内经》推导出来的。每一位读者，在看过本书之后，也都可以进行同样的预测。也就是说，依据本书列出的一系列数理模型和归纳出来的表格，可以为自己和自己的父母、亲人、朋友进行健康和优生的预测，就像天气预报那样。

如果你只对预测结果感兴趣，你可以跳过第二章和第三章，直接从第四章读起。第二章和第三章的内容是讨论《黄帝内经》的五运六气学说和本书的方法论。第四章和第五章讨论这些方法在 2007 年的应用。

如果你对美容、优生优孕感兴趣，你可以直接跳到第六章，然后再回过头来看看前面的理论根据，也未尝不可。

如果你在研究各国医疗体制改革，那么，建议你先看第八章，那里有一些你会感兴趣的材料。

以上预测的奥妙在什么地方呢？

原来，地球上虽然有 60 亿人口，但按分类来说，只有 10 类。知道了一个人的出生之年，就可以准确地推算出，他是属于哪一种类型之人。每一类人都有特定的高风险时段。因此，每一类人群的健康又都是有规律可循的。而这一规律，就记载在两千五百年前成书的《黄帝内经》之中。

两千五百年以来，《黄帝内经》一直是中医学的最高指导理论。历朝历代名医，无不努力从中汲取理论营养。而五运六气学说是《黄帝内经》的核心组成部分，但也恰恰是研究得最不够的。

当代中医名家李阳波在深入研究了运气学说之后认为，运气学是《黄帝内经》中的"内经"，"运气学说是中医理论界最高级的一个层次。两千五百年来，对这一层次研究并能作出伟大贡献的，除了东汉的张仲景外，再没有别人了"。"对这一层次进行探索的医家不乏其人，可是他们均被运气学说的阴阳数术构造体系的魔变性所吞没了。清初医家叶霖所作的'运气之学，皓首难穷'的惊叹，是有代表性的"。李阳波开玩笑说："如果爱因斯坦能接触到运气学，他将放弃物理学转而改行研究运气学。"

那么，我们现代人学习运气学有什么捷径呢？

这个捷径，或者说切入点，就是中国古代文明的五行学说。古人总结出世界上的所有物质，都可以归为阴阳。再具体划分，就可以归类于金、木、水、火、土五行。五行是阴阳的具体体现；阴阳是五行的理论概括。

中国人大都听说过金、木、水、火、土五行，但对五行之间的变化规律和对人类健康意义有所了解的人却很有限。

在此，我们暂且抛开"五行"学说的由来和具体应用，首先学习背出五行的变化规律，就像我们先背会唐诗，再去细细体味唐诗的优美境界一样。

规律之一：金、木、水、火、土五行之间，首先存在着相生的关系。要记忆这种关系，简单易懂的方法可以按照春、夏、秋、冬四季来记。

春天树木发芽，因此春属"木"；夏天是一年中最热的季节，因此夏属"火"；秋天一片金黄，因此秋属"金"；冬季水结了冰，因此冬属"水"。还有一个"土"，被放到了夏秋之间，称之为长夏，也属于夏天的一部分。因此长夏属"土"。

记住四季与五行的方法，还可以按照方向来记忆。因为方向有东西南北中，恰好对应金、木、水、火、土五行。

北方最冷，当然对应属冬季，即冬季属"水"；南方最热，当然对应夏季，即属"火"；太阳从东边升起。"一年之计在于春，一日之计在于晨"。可见春与晨与日出东方相关，因此，东方和春相对应，即属"木"；西风是秋天的象征，因此，西方对应秋，即属"金"；剩下中间，顺理成章属"土"。

因此，北方是冬天，属水；南方是夏天，属火；东方是春天，属木；西方是秋天，属金；中间是长夏，而长夏恰好在一年的中间，对应了土在中。

这样来综合记忆春木、夏火、长夏土、秋金、冬水，一年四季对应五行。记住了春、夏、长夏、秋、冬的顺序，就记住了木、火、土、金、水五行的顺序。这个顺序非常重要，因为它决定了五行相生、相克的关系。

所谓相生，是指五行中的每一"行"都是有"母"并有"子"的。母子关系互为依存，相生互助。

春天（木）为夏（火）之母；夏（火）为长夏（土）之母；长夏（土）为秋（金）之母；秋（金）为冬（水）之母；冬（水）为春（木）之母。

规律之二：所谓相克，是指五行之间除了相生，还同时具有相互制约的关系。

这种相克的关系可以理解为一年四季需要平衡，不能让夏天过热又太长；也不能让冬天太冷又过短……

因此，如果"木太过"，会有金来制约它，五行中被称为"金克木"，可以想象为一把金属的大斧在砍树；如果"火太过"，水能灭火，会有水来克制它，五行中被称为"水克火"；如果"土太过"，有木来克制，即树根吸收土壤，五行中被称为"木克土"；如果"金太过"，会有火来约束，再坚硬的金属也抵挡不住火的高温，五行中被称为"火克金"；如果"水太过"，会有土来克制，大水来了，用土堤来挡，五行中被称为"土克水"。

另一个方法是用四季来记忆：每一季节所属的那一行克隔一季的那一行。一年之计在于春，由春天开始记忆即是：

木（春）克土（长夏）。

火（夏）克金（秋）。

土（长夏）克水（冬）。

金（秋）克木（春）。

水（冬）克火（夏）。

规律之三：木、火、土、金、水五行除了相生相克的规律之外，还有一个相侮规律。

比如说，本来"金克木"（斧头砍树），但若金太弱，无力伐树，木反过来欺侮金，或木太过强大，致使金无力克木，这一现象就是"木反侮金"。其余"火反侮水""土反侮木""金反侮火""水反侮土"都能以此类推。

木、火、土、金、水五行这些道理看似简单，但唯其简单，才最具有高度的概括力。这就是"大道至简"。

五行学说的意义就在于她揭示了一种动态平衡的思想。在下面的章节里我们就可以看到动态平衡对人体健康的极端重要性。

首先，木、火、土、金、水五个因素相互依存，互为存在的前提。没有春就不会有夏（植物没有生就谈不上成长）；如果没有夏就不会有秋（庄稼没有生长期，也就没有收获期），等等。

同时，木、火、土、金、水五个因素都有制约的因素。"绝对的权力导致绝对的腐化"，一潭死水，生机何在？如果从春到夏，越来越热，一直热下去，人类何以存身？因此，从制约才产生了平衡。但平衡又不是绝对的。某一个因素过强，就会使原来制约它的因素失去了制衡力。于是，发展失去了平衡而摇摆不定，直到这一因素盛极而衰，或者另一个因素兴起来制衡它，五行才又恢复相对正常的平衡状态。正是在这种动态平衡的过程中，一年四季才能周而复始延续下去。每一个周期都是在相互依存而又相互制约的动态中达到平衡，因而才能开始下一个周期。

如果说，《黄帝内经》是一座大厦的话，五行学说就是这座大厦的基石。

大厦要想盖得高，基础就要打得深；大厦要想屹立千百万年不动摇，基石就要非常坚实。《黄帝内经》之所以能够指导中医数千年之久，其原因就在于五行学说的坚实性。

　　建议读者在往下读之前，先把五行学说背下来。俗话说，磨刀不误砍柴工。背会了五行学说，就好比磨快了砍柴刀，下面理解五运六气学说，为自己和家人进行健康预测，就容易多了。

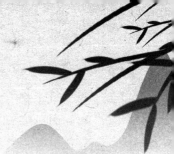

第二章
理解五运六气学说

多年以前我们就听说过"天人合一""天人相应"是修炼的最高境界。这种境界令人神往。我们还听说过"人身是一个小宇宙，大宇宙所具有的一切，人身无不具有"，"人身时刻和宇宙进行着物质、信息、能量的交换"。这更是令人兴奋的理论，但具体的内容是什么呢？如何与天相应呢？在研究《黄帝内经》之前，笔者一直无法找到答案。在研习了《黄帝内经》之后，才发现这一切的答案简单明了，都清清楚楚地记载在《黄帝内经》的五运六气学说之中，这怎不使人欣喜若狂，如获至宝？

第一节　理解古人

要想读懂五运六气学说，就必须把自己放在古人的位置上，了解古人是如何思考问题的。

而要做到这一点，不妨先看看我们自己是如何进行研究的。以笔者为例：

笔者毕业于中国人民大学计划统计系，在美国的宾夕法尼亚大学获得了经济学的博士学位。

在研究五运六气之前，笔者泛读了中医的书籍，通读了《黄帝内经》，还尝试自己给自己针灸和穴位按摩等。可以说已经对中医有了一些认识，不知不觉中做了一些学习五运六气学说的准备工作。

但是，在这一过程中，笔者总是觉得学习到的知识零零碎碎，缺少提纲挈领性的内容，以至于难以把这些具体的知识分门别类地综合成为一个整体。打个比方，就像是有一地的汽车零件，却无法组成一辆能够开动的汽车。而在接触了五运六气学说之后，笔者强烈地感觉到，她好像就是自己一直在祖国的医学宝库里寻找的核心和纲领。

每一个现代人研究问题时，首先是继承前人的研究成果，然后是在此基础上进行发展和创造。因此，书籍和文献是学者们的必由之路；寻师访友是不可缺的步骤；亲身实践是出成果的必经桥梁。必然使用的方法包括书籍、网络、计算机、电话，再加上医院、图书馆和实验室。这也是笔者使用的研究方法。

可是，古人当时不可能具备这些研究手段。

一般认为，《黄帝内经》成书于春秋战国时期，大约在两千五百年前。那么，两千五百多年前的古人是如何进行研究的呢？设身处地，如果你我是那一个时代的人，又会如何进行研究呢？

前面提到的那些便利条件都没有：因为没有电，也就没有计算机、网络、电话；印刷术还没有发明，因此书籍也很少，甚至连识字的人都极少，书面交流极为困难。再加上地广人稀，交通手段落后，致使人际交流极为不便。可以想象，甚至很难知道何处有类似的研究者。再退一步，即使是世代行医，积累了丰富的临床经验，又如何能写出《黄帝内经》这样能够照耀人类社会数千年的医学巨著呢？

这样设身处地去理解了古人，对五运六气中提出的许多问题就容易理解了。当然，我们不能真正置身于那一时代，但仍然可以从少量的历史资料中推断出许多东西来。

《易·系辞》讲："仰则观象于天，俯则观法于地……近取诸身，远取诸物，于是始作八卦……"八卦的研究方法是观察天地，并研究人体自身，从而创造了八卦。

佛教的创始人释迦牟尼诞生于公元前 565 年，比孔子早出生 14 年。据佛经记载：释迦牟尼是在菩提树下打坐了 15 天之后顿悟成佛的。释迦牟尼被尊称为佛陀，意思是一位觉悟了宇宙人生至高真理的圣者，或被尊称为世尊，意思是世人之中最尊贵的圣者。这说明打坐是明心见性的重要方法。

孔子讲："易无思也，无为也，寂然不动，感而遂通天下之故。"这也说明，人可以在静坐之中，由静入定，在某一个瞬间，突然有所悟而豁然贯通，一通百通。孔子是与《黄帝内经》成书同时代的人物，因此孔子揭示的方法很可能就是《黄帝内经》作者所使用的方法。

这一方法也记载在《大学》中："知而后有定，定而后能静，静而后能安，安而后能虑，虑而后能得。"

《庄子·大宗师》里的孔子和颜回关于"坐忘"的对话，一直被儒学者视作修心养性的巅峰。古代儒学者在繁重的脑力劳动之余，都在利用空闲打坐，并把它作为治学涵养道德的手段。

道家典籍中充满了在打坐中通周天、练内丹的记载。如 218 岁寿星武当张三丰的方法之一，就是静坐以导引行气，还精补脑，并著有《太极打坐诀》。

以上都说明打坐内求法是儒、释、道各家各派的重要法门。

笔者曾在美国大华府地区接触了一些中医师，其中有两位修炼有成的中医师曾为笔者针灸过。他们不约而同地讲到，自己能够看到穴位的闪光点，并根据穴位的闪光点下针，而不是根据书上的位置下针。他们还指出，随着人体气血流动的变化，穴位常常是会在小范围内移动的。

老子讲："人法地，地法天，天法道，道法自然。"每当笔者在研究中遇到瓶颈的时候，就模仿古人，一是从天地自然四季中找出路，二是在打坐入静中寻找新的思路。

综合上述古人今人说法以及笔者的见闻，可以总结出：

第一，古人仰观于天，俯观于地，并内观于自身，从而积累了大量的观察资料。

第二，在打坐的过程中，对这些材料进行分析，从而悟出理论。很可能以这些理论为指导，继续选择性地观测，这样不断循环，上升到更高的层次。

第三，由于古人在修炼方面的深厚造诣，因此可以推断，古人不仅可以"内视"自己的经络，而且可以看到其他人的经络。

更重要的推论是：古人在打坐入定的过程中，很可能体察到了天地之间一些更深层次的规律。换而言之，一个人，无论是古人或今人，如果达到了这一修炼层次，他就能够体察到相同的规律。如果达不到就只能被动地接受这些规律，就像穴位的闪光点一样，看不到就只能按照书上的尺寸下针。

我们也许看不到穴位的闪光点，但通过日常经验，我们知道针灸是有效的，因此我们不妨先按《黄帝内经》讲的方法下针，与此同时，继续研究如何能看到闪光点的方法。如果硬要等到能够看到闪光点的仪器问世，那就是古人讲的"因噎废食"了。

这也许就是五运六气学说产生的背景，也是我们学习五运六气学说的前提。

第二节　运气学中的周期体系

古人不仅观察到了一年之中春夏秋冬循环往复的年周期，月圆月晦的月周期，还观察到了跨年度的周期，并由此总结出了运气学中的周期体系。其中主要的周期有：

60 年为一循环的"甲子"周期。

10 年为一循环的"天干"周期。

12 年为一循环的"地支"周期。

由 6 个天干周期和 5 个地支周期构成一个"甲子周期"。

以春夏秋冬为基础的，每两个月为一阶段的"六步"的"年内周期"。

以月亮的盈亏为基础的"月周期"。

以每两天为一阶段的五行变化的"旬（10 天）周期"。

以一日之内太阳出没为依据的"日周期"。

其中"天干""地支""六步""旬周期"，实际上都是五行的周期。因此，整个 60 年的甲子周期实际上也是由五行的变化而形成的。

以上这些概念给了我们什么启发呢？

首先，它说明了木、火、土、金、水五行学说是理解运气学的方便法门，而运气学是中医的最高指导理论。因此，要想从中医的角度研究人体健康，就必须先从五行学说开始。这也是笔者先用了整整一章的篇幅介绍五行的原因。

只要熟练掌握了五行学说，五运六气的学说以及许多中医的关键问题就都不言自明了。

其次，它证明了笔者的推断：古人的研究方法首先是仰观天文，俯观地理。这一周期体系中的每一个周期都是建立在雄厚的天文学观测基础之上的。因此，只要太阳系天体之间的关系没有发生重大变化，这一周期体系就可以长期使用下去，而由此产生的运气学也自然可以长期适用下去。

第三，仅仅 60 年为一个甲子这件事就是一个惊人的成就。试想观察一次就要 60 年的时间。而建立这一个周期的理论又需要多少个 60 年一周期的观察资料呢？在古人的条件下，收集、整理、保存、流传这些资料都不是一件容易的事，而是需要几代人的努力才能做得到。更惊人的是，古人是如何得到 60 年为一个周期这个结论的呢？

出土的殷商甲骨文已经有了甲子表的完整记载，说明在《黄帝内经》成书一千多年以前，就已经有了甲子周期。中华文明发源于中原，而中原以农业为主。《黄帝内经》引用了甲子周期，说明经过了一千多年农业实践的考验，证明 60 年一个周期是完全符合中原天文地理的观测现象的。

第三节 甲子周期与五运

具体来说，古人是如何观测天文的呢？根据一些资料，我们可以这样设想：

一、观察物候

中华文明的发祥地是中原，即黄河中下游流域。而中原是四季分明的气候，也是农业最发达的地区，因此，以农作物和植物来观察气候的变化，就具备了得天独厚的天时地利因素。

二、观察天象

观察天象包括观察二十八星宿、日、月位置的变化，北斗七星的位置、变化等。

三、观察圭表

观察圭表是指用一个八尺圭表（柱子），在每天正午的时候观察圭表影子的长短变化。

《周髀算经》中记载了这一方法：

冬至日——12 月 22 日，影长一丈三尺五寸。

夏至日——6月22日，影长一尺六寸。

……

以此类推总结出，圭表的影长每变化九寸九分六分分之一即为下一个节气，从而计算出一年二十四个节气。

又因为一年之中夏至日白天最长，而冬至日白天最短，再以这两天为基础除以24，即把全年24等分，便得出了一年有24个节气。这实在是一个方便善巧的办法。因为只要地球自转和公转的规律不变，每一年的节气都会是一样的。即使每一年的长度稍有变化，但24节气依然不会受到影响。

四、百刻时制

古人用漏壶计时，把一天一夜平均分为一百刻，每一刻相当于现在的14.4分钟；再由此推算出12个时辰，每一个时辰为两小时；每年365日余25刻，因此，每4年凑成100刻而增加一日。而这与阳历每4年闰一日完全一致。其原因是两种历法都是基于观测太阳的视运动。

当古人观测和总结出60年一个甲子的周期变化规律后，又创造出了"干支"体系来表达具体的概念。

所谓"干支"，是指"十天干"与"十二地支"。

"十天干"为：甲、乙、丙、丁、戊、己、庚、辛、壬、癸。

"十二地支"为：子、丑、寅、卯、辰、巳、午、未、申、酉、戌、亥。

以下是一个"甲子"表（表2-1）：

表2-1 甲子表

年	1	2	3	4	5	6	7	8	9	10
天干	甲	乙	丙	丁	戊	己	庚	辛	壬	癸
地支	子	丑	寅	卯	辰	巳	午	未	申	酉
	11	12	13	14	15	16	17	18	19	20
天干	甲	乙	丙	丁	戊	己	庚	辛	壬	癸
地支	戌	亥	子	丑	寅	卯	辰	巳	午	未
	21	22	23	24	25	26	27	28	29	30
天干	甲	乙	丙	丁	戊	己	庚	辛	壬	癸
地支	申	酉	戌	亥	子	丑	寅	卯	辰	巳

续表

	31	32	33	34	35	36	37	38	29	40
天干	甲	乙	丙	丁	戊	己	庚	辛	壬	癸
地支	午	未	申	酉	戌	亥	子	丑	寅	卯
	41	42	43	44	45	46	47	48	49	50
天干	甲	乙	丙	丁	戊	己	庚	辛	壬	癸
地支	辰	巳	午	未	申	酉	戌	亥	子	丑
	51	52	53	54	55	56	57	58	59	60
天干	甲	乙	丙	丁	戊	己	庚	辛	壬	癸
地支	寅	卯	辰	巳	午	未	申	酉	戌	亥

"天干""地支"的每一个名称都是根据天象而来的。

并且"十天干"与"十二地支"排列顺序的含义，是植物由生发到成长、衰老、死亡的一年之中的变化。这又一次证实：五运六气学说是建立在对天象观测的客观基础之上，而绝不是由主观性的逻辑推理得出的。

在笔者引用《黄帝内经》的一些原文段落之前，我们先简略回顾一下《黄帝内经》的内容。

《黄帝内经》分上下两卷。上卷为《素问》，主要介绍中医理论；下卷为《灵枢》，主要介绍针灸。

上卷的《素问》又分为 24 卷 81 篇。在《素问》的 81 篇中，有 7 篇专门讨论五运六气，被称为运气七篇。这七篇是：

《天元纪大论》

《五运行大论》

《六微旨大论》

《气交变大论》

《五常政大论》

《六元正纪大论》

《至真要大论》

有趣的是，《黄帝内经》把这运气七篇放在了一个非常重要的地位上，每一篇都冠以"大论"。在《黄帝内经》全书 162 篇中，除了运气七篇，只有《四气调神大论》和《阴阳应象大论》被冠以"大论"。由此可见在《黄帝内经》作者心目中，运气学与阴阳四时具有同等地位，超越于其他理论和方法之上。这证实了运气学是《黄帝内经》的核心和重点。

以下引用的原文均出自《黄帝内经·素问》。

《天元纪大论》曰：

甲己之岁，土运统之……

即凡是甲己年都是土运统治，乙庚年都是金运统治，丙辛年都是水运统治，丁壬年都是木运统治，戊癸年都是火运统治。

古人经过长期的对天象、物候的观察，发现天气虽然千变万化，但也是有周期和规律可循的。而其中最主要的变化周期为 60 年。古人就把这 60 年称之为一个"甲子"。

有了甲子——60 年周期这个概念之后，就可以依据一个甲子的数据，来推算出古往今来的任何年份。这个甲子 60 年的变化规律，是古人给我们留下的最宝贵的文化遗产之一。

像丁亥年、甲午年、庚子年等。这些特定的年份名称，可以以 60 年一个甲子反复沿用下去。因为虽然相隔了 60 年，但其天气变化趋势却是相同的。比如 2007 年为丁亥年。依据甲子周期的概念，我们立刻可以查到，60 年前，即 1947 年的天气变化，甚至在 1200 年以前，即公元 807 年的天气变化，与 2007 年的天气变化也是相同的。

假如历史上丁亥年多次发生过某种天灾，或者由于天气的变化引发的流行性疾病，我们就可以依此类推出，在 2007 丁亥年很可能会发生同样的天灾或疾病情况，从而加强预防。

那么，有了甲子 60 年的规律和概念之后，如何标志每一年的变化规律呢？

古人发明了用"十天干"和"十二地支"的"干支"体系来表达的概念。

具体来说，就是把每一个年份用两个字来表达，第一个字是"天干"；第二个字是"地支"，各有不同的含义。有点儿像我们用"名字"和"姓"加以区别的情况。

从数学上来讲，10 和 12 的最小公倍数为 60。即十天干和十二地支的排列组合一共有 60 种。这样就保证了 60 年一个甲子中，每一年的名字都不会重复。

在运气学中，我们主要研究的是"十天干"。"十天干"（每 10 年）与五运的关系最为密切。古人认为，"十天干"的每一年分别属于五行中的一行。即甲子表上逢甲或己的年份都属土；逢乙或庚的年份都属金；逢丙或辛的年份都属水；逢丁或壬的年份都属木；逢戊或癸的年份都属火。例如：2007 年为丁亥年，逢"丁"均为木年。因此，2007 丁亥年为木之年。这说明运气学的五运是"木、火、土、金、水"五行在年度上的具体体现，并说明五运是由"十天干"来表示的。

现在，让我们回过头来再看表 2-1 的甲子表。

甲子表中的第 1 年的"天干"为甲；"地支"为子，因此叫"甲子"年。"甲己之岁，土运统之"，可见甲子年为属土之年。

甲子表中的第 2 年的"天干"为乙；"地支"为丑，因此叫"乙丑"年。"乙庚之岁，金运统之"，可见"乙丑"年为属金之年。

甲子表中的第 3 年的"天干"为丙；"地支"为寅，因此叫"丙寅"年。"丙辛之岁，水运统之"，可见"丙寅"年为属水之年。

甲子表中的第 4 年的"天干"为丁；"地支"为卯，因此叫"丁卯"年。"丁壬之岁，木运统之"，可见"丁卯"年为属木之年。

甲子表中的第 5 年的"天干"为戊；"地支"为辰，因此叫"戊辰"年。"戊癸之岁，火运统之"，可见"戊辰"年为属火之年。

余者类推。

综上所述，古人创造了甲子周期的纪年方法。一个甲子为 60 年。甲子周期是由"十天干"（即指 10 年一周期）和"十二地支"（即指 12 年一周期）排列组合而成的。即 10 和 12 的最小公倍数为 60。

我们最关心的是"十天干"，因为它与五运有关。

所谓五运，是指"十天干"中每两年分别属于五行中一行。因此，一共有五种不同的年运：木年，火年，土年，金年，水年。

但是，这两年虽然同属于一行，但还有所区别。

大家知道，果树都有大年和小年之分。大年时果子结得多，小年相反。大年过后，果树耗尽了力气，需要休养生息，因此下一年就是小年，果子明显结得就少。

五运与此类似。也是一年"大"，下一年就"小"。"大"的这一年就称为"太过"之年，下一年必是"小"年，即称之为"不及"之年。

有趣的是，"太过"之年和"不及"之年与果树的大小年的排列完全一致。第一年"太过"之年过后，第二年必然是"不及"之年。这是《黄帝内经》告诉我们的一个自然现象。

《天元纪大论》曰：

形有盛衰，为五行之治，各有太过不及也。故其始也，有余而往，不足随之，不足而往，有余从之，知迎知随，气可与期。

《内经》这里讲，天干所主的运气，各有太过不及的区别。例如开始是太过的阳年过后，随之而来的是不及的阴年，不及的阴年过后，随之而来的是太过的阳年。对一年中运气的盛衰情况，可以预先知道。

这说明以五行为本的五年运，由于天道盛衰而产生"太过"和"不及"之年。其规律是一年"太过"，下一年必是"不及"，再一年又必然是"太过"，循环往复。

但是，为什么天道会出现盛衰相间的现象呢？《黄帝内经》没有解释。我们可以猜想：大自然中存在着种种相生相克的平衡力量，从而使天体的运行呈现出一定的规律。这些平衡力量的综合作用，不断在"纠正"地球上天气的变化，防止过偏过激而走向灭亡。比如，当某一年天气变化太剧烈了，这些力量就使下一年的变化缓和，从而保证了地球上的气象条件有相对的稳定性。有了相对稳定的天气，万物才能生长，人类才可以生存。

《黄帝内经》告诉我们，五运的推算方法是（注意五运是按五行排列，五行又是按四季排列）：

第一年甲子年，甲属土，第一年"故其始也，有余而往"，是"太过"之年，因此这一年是"土太过"之年。

因为土属长夏，第二年自然是金之年（秋天属金），上一年"太过"之后，这一年就是"金不及"之年。

第三年轮到了水年（冬天属水），上一个是"不及"之年，这一年应属于"水太过"之年。

第四年是木年（春天属木）。上一年是"太过"，这一年应属于"木不及"之年。

第五年是火年（夏天）。上一年是"不及"，这一年应属于"火太过"之年。

以此类推。

在每一个 10 年之中，五行中的每一行各循环两次：一次为"太过"之年，一次为"不及"之年。因此，每 10 年为一个循环周期。其顺序按照春（木）、夏（火）、长夏（土）、秋（金）、冬（水）来排列。

"十天干"的周期是甲子 60 年周期中最基本、也是最重要的周期。而运气学的"五运"即指"十天干"的这一周期。

从阴阳的角度看，"十天干"中逢单数的为阳，暗合天数；逢双数的为阴，暗合地数。因此，逢单数的又被称为"阳干"，逢"阳干"之年即为"太过"之年；逢双数的又被称为"阴干"，逢"阴干"之年即为"不及"之年。

这里有趣的是，"十天干"里实际上包含着两个周期。一个周期是五行的"木、火、土、金、水"的五行循环周期；另一个是"太过"和"不及"的循环周期（类似果树大小年周期）。因此，每一个 10 年中，即"十天干"中，每一行都会出现"太过"和"不及"两次，相隔 5 年循环一次。

如何来记忆五运呢？

我们可以用出生年来记忆五运的年份。

为了便于记忆，笔者归纳出如下的表格（表 2-2）：

表 2-2　出生与五行

出生之年	五行属性	季节
凡逢"0"年出生	属金太过之人	秋
凡逢"1"年出生	属水不及之人	冬
凡逢"2"年出生	属木太过之人	春
凡逢"3"年出生	属火不及之人	夏
凡逢"4"年出生	属土太过之人	长夏
凡逢"5"年出生	属金不及之人	秋
凡逢"6"年出生	属水太过之人	冬
凡逢"7"年出生	属木不及之人	春
凡逢"8"年出生	属火太过之人	夏
凡逢"9"年出生	属土不及之人	长夏

这里"太过"和"不及"之年的规律是，逢单数的为"不及"之年，逢双数的为"太过"之年。

例如 2007 年逢单数，因此为"不及"之年。2007 年的最后一个数字"7"为木年（春）。因此，2007 年丁亥年为"木不及"之年；而 2008 年逢双数，即为"太过"之年，春后面是夏，夏天属"火"，因此，2008 年为"火太过"之年。总之，可以从"0"年开始，按一年四季推算，逢双数为"太过"；逢单数为"不及"。这样很容易就能算出任何一年的"五运"状态。

学习五运的概念有什么现实意义呢？

五运是本书中承前启后的一个关键性概念。上面我们说过，地球上的 60 亿人口，用 10 种类型就可以全部概括。这 10 种类型就是五运所描述的 5 种太过之年出生之人和 5 种不及之年出生之人。这 10 种类型之人是由五运造就的。或者说，人的生理性、生物性的一面是由大自然造就的。而人的社会性一面是在人与人的交往中形成的。人的健康主要是由生理性一面所决定的。

因此，大自然的作用对人的健康影响极大。以前我们往往都忽视了这一点，以为有衣服穿，有房子遮风雨，有空调暖气调节温度，我们就可以摆脱大自然的影响。岂不知每一类人从出生之时开始，就已经打上了深深的大自然的烙印。

总而言之，五运就是由五行派生出来的，即木运、火运、土运、金运、水运。每一运有"太过之年"和"不及之年"的区别。

五运每 10 年循环一次。因此，在每 10 年中，会有两次木运，两次火运，两次土运，两次金运，两次水运。

这 10 年中，五运是按照"木、火、土、金、水"五行排列；而"太过"和"不及"是按照隔年来排列的。

每一运天气都有特点。简单说，木年有风大的特点；火年有热的特点；土年有雨多的特点；金年有肃杀的特点；而水年有寒冷的特点。"太过之年"特点明显；"不及之年"特点可能不明显。

请读者不要与我们日常生活中的概念相混淆：在这里，"五行"里土的概念代表湿；水的概念代表寒。

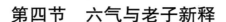

第四节　六气与老子新释

前面讨论了五运六气学说的"五运"，这一节讨论"六气"。

什么是六气呢？

我们知道，天气是一种非常复杂的自然现象。天气是有规律的，又是变化多端的。比如，位于亚热带地区的国家，像中国和美国，一年中四季分明，而且每一年都有春夏秋冬四季，这是天气有规律的一面。但今年的春季不同于去年的春季，今年的冬季不同于去年的冬季，这种变化的特点就不能只用单一的因素来描述。

上一节中，我们讨论了五运这一天气因素。古人认识到，单一五运还不足以描述天气复杂的一面。因为五运只是描述了天气在"年"这一级别的变化特点。而对于一年之内的天气变化，还需要一个再小一个数量级的因素来描述。于是，古人依据对天象的观察，归纳出了"六气"的概念。

什么是"六气"呢？"六气"是厥阴风木，少阴君火，少阳相火，太阴湿土，阳明燥金和太阳寒水。

大家不要被这6个有些生僻的怪词唬住。这6个名词，其实就是我们上面见过多次的老朋友：木、火、金、土、水五行。请看：

厥阴风木就是木。

少阴君火和少阳相火就是火。

太阴湿土就是土。

阳明燥金就是金。

太阳寒水就是水。

在这里，五行穿上了一幅盔甲，似乎有些面目全非，让人不敢相认。但是老朋友毕竟是老朋友，别看这6个词的模样怪吓人的，大家不妨放宽心，大方地走过去，礼貌地先和他们握握手。

六气的概念是怎么来的呢？

《天元纪大论》起始就说道：

"天有五行，御五位，以生寒、暑、燥、湿、风。"

由此可见，五行对应东、西、南、北、中五方，而天气的寒、暑、燥、湿、风 5 种现象也是从五行中变化出来的。

又道："神在天为风，在地为木；在天为热（暑），在地为火；在天为湿，在地为土；在天为燥，在地为金；在天为寒，在地为水。"

这里进一步点出了寒、暑、燥、湿、风一年四季的气候变化，只不过是五行在"天"这个领域的表现形式，并指出"风"与"木"的联系；"湿"与"土"的联系；"燥"与"金"的联系；"寒"与"水"的联系。至此，"六气"的名称已经呼之欲出了。

《天元纪大论》最后说：

"厥阴之上，风气主之……"

即凡是厥阴司天，风气主令；凡是少阴司天，热气主令；凡是太阴司天，湿气主令；凡是少阳司天，相火主令；凡是阳明司天，燥气主令；凡是太阳司天，寒气主令。这就是三阴三阳的本元，所以叫作六元。

这段话是当黄帝请教什么是三阴三阳时，鬼臾区的一段回答。黄帝听后大为赞赏，说："光乎哉道！明乎哉论！"并把鬼臾区的这段回答用玉版刻下来，珍藏在金柜之中，命名为"天元论"。这也就是《天元纪大论》名称的由来。

注意：这里已经由《天元纪大论》开始时的五行在天气候的形式，明确地转化到了三阴三阳（六元）即六气的形式。至此，五运六气学说以五行五运为开端的概念定义，以三阴三阳六气的完满定义结束了。难怪黄帝要用玉版金柜来表示自己对此理论的珍视程度。平时，黄帝对中医理论的精彩之处顶多只说出一个"善"字，很多时候甚至不加评论。在《素问》81 篇中，能得到黄帝"玉版"级待遇的，除了《天元纪大论》，只有《玉机真要论》一篇而已。

值得一提的巧合是：前面提到过，《黄帝内经》分为上下两卷。上卷为《素问》，主要介绍中医理论，共 81 篇；下卷为《灵枢》，主要介绍针灸，也有 81 篇。而与黄帝同时代的不朽巨著《老子》也同样有 81 篇。这几个 81 之间，是数千年前的偶然，还是暗合了某种关系？！笔者认为，古人认为"九"是极数，也许九九八十一，古人意在表示此书中所揭示的道理，已经穷尽了这一领域的奥妙和天机吧？！

总之，六气指的是：厥阴风木，少阴君火，少阳相火，太阴湿土，阳明燥金，太阳寒水。它们与四季的对应关系是：

1. 厥阴风木：对应春，春天多风，草木开始发芽。

2. 少阴君火：对应初夏，夏天开始热。

3. 少阳相火：对应夏，草木生长茂盛，天气炎热。

4. 太阴湿土：对应长夏，高温多雨。

5. 阳明燥金：对应秋，秋高气爽，田野山野处处金黄。

6. 太阳寒水：对应冬，流水结冰，一派寒气。

与五行的风木、暑火、湿土、燥金、寒水相比，六气把火分成"君火"和"相火"，其余相同。

古人先从阴阳分出了木、火、土、金、水五行的概念。那么，《黄帝内经》提出这六气的意义何在呢？

首先就在于，在阴阳五行的基础上，第一次形成了三阴三阳的概念。

《黄帝内经》处处强调阴阳。

《阴阳应象大论》曰：

"阴阳者，天地之道也，万物之纲纪，变化之父母，生杀之本始，神明之府也。"

《黄帝内经》这里讲，阴阳是宇宙间的根本规律，是一切事物的纲纪，万物变化的起源，关系到一切事物的生长消亡。

具体来说，一年之中的春夏是阳气生发、生长、成长、壮大并达到顶点的过程，与此同时也是阴气逐渐收藏的过程；而秋冬则是相反的过程。因此，一年四季反复循环的过程，也就是阴阳消长变化的循环过程。

为了便于描述这一过程，《黄帝内经》从"五行"变化出了"六气"的概念。

在这"六气"的概念之中，阴阳都是成双成对的，即每一阴对每一阳。那么，三阴三阳又是如何并列成双的呢？

这里就很自然地引出了"开、阖、枢"的重要概念。

《阴阳离合论》曰：

"是故三阳之离合也，太阳为开……"

即分开来说，太阳主表为开，阳明主里为阖，少阳介于表里之间为枢。太阴为三阴之表为开，厥阴为里为阖，少阴位于表里之间为枢。但三者之间，不是各自为政，而是相互紧密联系着的，所以合起来称为一阳和一阴。

按照中医名家刘力红的说法，我们可以设想有一扇能开启天地的阴阳之门。从春到夏，阳之门逐渐打开；从秋到冬，阳之门逐渐关上。

我们可以进一步设想，阳门打开天气热，阳门关上天气寒。阴门与此相反。也可以理解为阳门就是阴门。阴阳不能分家，阳门打开就是阴门合上。如"冬至"那一天即是阴门开始关上的那一天，也是阳门开始打开的同一天，而"夏至"则相反。

我们再引申为：阳门打开需要一个阳气开的力量。这个力量就是"太阳寒水"。太阳寒水主令是冬季。冷到了极点，寒极生热，阴极生阳。因此"太阳为开"。

同理，秋天到了。阳门开始关闭时需要一个关闭的力量。这个力量就是"阳明燥金"。因此，"阳明为阖"。

既然是门就要有门枢。因此，"少阳为枢"。少阳是什么时候呢？少阳就是夏天。在夏天这个最炎热的时候，少阳之枢发挥作用，帮助把阳门由开的状态转化为关，即"阖"的状态，使阳门的运动方向发生了180度的大转弯。这也就是"枢"的使命。

同理，"太阴为开"。太阴湿土是长夏。这时阴门开始打开了，天气将由热转入凉。"厥阴为阖"。"厥阴风木"是春天，万物生机勃勃。厥阴风木的力量把阴门逐渐关上来迎接夏天。"少阴为枢"。少阴君火属夏之初。"少阴君火"的枢纽作用协助把阴门的合拢状态，转化为"太阴为开"的状态。

"六气"的另一个意义在于：用六气概念引出的三阴三阳理论可以解释许多其他的天地自然现象，形成了一个既逻辑严谨，又覆盖面宽广的体系。

举例来说。老子有句名言："道生一，一生二，二生三，三生万物。"

试以运气学之六气概念解之。

道者，宏观宇宙之规律也。"道生一"者，银河系之太阳系诞生一气，曰：地球也；"一生二"者，地球生出阴阳二气，轻者为阳，上升为天，浊者为阴，下降为地也；"二生三"者，阴阳二气升化为三阴三阳，三阴三阳推动阴门阳门，形成一年四季气候之谓也；"三生万物"者，天地四时养育万千植物，及以植物为食之万千动物之谓也。明明白白一句话，解之何难之有也。

老子若见此解，当赞之"Not too bad"（孺子可教也）。

以上"老子新释"有没有根据呢？

首先，一般大家都同意"二"指的是阴阳。关键是"二生三"中的

"三"指的是什么。

《天元纪大论》曰：

"阴阳之气，各有多少，故曰三阴三阳也。"

《黄帝内经》这里讲，阴气和阳气各有多少的不同，厥阴为一阴，少阴为二阴，太阴为三阴；少阳为一阳，阳明为二阳，太阳为三阳，所以叫作三阴三阳。

"寒暑燥湿风火，天之阴阳也，三阴三阳上奉之。"

《黄帝内经》这里讲，寒、暑、燥、湿、风、火，是天的阴阳。

说明三阴三阳是按照阴阳的多少来区别的。阴阳密不可分，"寒、暑、燥、湿、风、火"各都含有不同的阴阳比例，因此形成三阴三阳。一阴即厥阴风木，二阴为少阴君火，三阴为太阴湿土；一阳即少阳相火，二阳即阳明燥金，三阳即太阳寒水。这三阴三阳即是"六气"的具体内容。

《至真要大论》里黄帝问道："什么是三阴三阳？"岐伯答道："因为阴阳之气各有多少，作用各有不同的缘故。"并指出：阳者，始于春盛于夏；阴者，始于秋盛于冬。对照上面引用的"寒、暑、燥、湿、风、火"，可见四季就是三阴三阳。"气不同"指的就是阴阳的比例不同。

再结合上面《阴阳离合论》中"开、阖、枢"的概念，可以看出，三阴三阳分则为三，合则为一。故三阴三阳来自一阴一阳。"三"出自于"二"。

那么，"三生万物"又有什么根据呢？

《五运行大论》曰：

"帝曰：寒暑燥湿风火，在人合之奈何？其于万物何以生化？岐伯曰：东方生风，风生木……"

这里黄帝问道："寒、暑、燥、湿、风、火"和人是什么关系？对于万物又是如何生化的呢？于是，有了"东方生风，风生木……"等一大段岐伯的名言。

《至真要大论》曰：

"本乎天者，天之气也；本乎地者，地之气也。天地合气，六节分而万物化生矣。"

《黄帝内经》这里讲，天地之气互通化合，六节之气分尔后万物才能生化。

这里关键的是"天地合气，六节分而万物化生矣"。可见是天地阴阳之气化生出了三阴三阳之气，致使"万物化生矣"。

据考证，老子出生于公元前 571 年，比孔子大 6 岁。因此，老子是与《黄帝内经》成书同时代的人物。有可能"三阴三阳"学说在当时的社会是一个众所周知的公论。而老子熟悉"三阴三阳"学说，理解"三"代表的是宇宙万物的生化。正因为熟悉，所以老子在阴阳学说和三阴三阳学说的基础上，从哲学的角度概括出了"三"，所以简称为"三"生万物。从无中生出有，即"道生一"；从有生出阴阳二气，即"一生二"；由阴阳二气之门产生了开启阴阳之门"枢"纽的媒介，形成了"开、阖、枢"的三者关系，即"二生三"；在阳为"太阳为开，阳明为阖，少阳为枢"；在阴为"太阴为开，厥阴为阖，少阴为枢"。由此化生出了三阴三阳六之气，致使万物生化，即"三生万物"。这个"三"特指三阴三阳六气。因为"阴阳"和"三阴三阳"的定论已经概括了宇宙万物的终极现象和理论，老子故简称为"一""二""三"。因此，用运气学可以很圆满地理解老子"道生一，一生二，二生三，三生万物"这句千古名言。

细心的读者可能已经注意到：《黄帝内经》的原文在谈到"开阖枢"的概念时讲的是人体经络的关系。这就引出了笔者总结出古人第 3 种研究方法——天人相应法。

今人和古人对大自然的态度有极大的不同。

古人对于自然有一种与生俱来的敬畏之情；而今人却总在考虑如何去征服自然，使自然的一切为我所用。

古人认为人就是自然的一部分，而且是被动服从的那一部分；而今人却是以自然的征服者自居。即使是保护自然，也是以我为中心，目的不过是让自然为人类服务更长的时间。

也许这些区别是因为古今的科技水平不同。古人无法解释许多自然现象，更无力改变自然条件；而今人借助快速发展的科技，强大的能源，再加上十倍、百倍于古代的人口，已经使地球的环境发生了持久的、影响深远的变化，并在加速这种变化。

"兴一利必生一弊"，说得真是深刻。

《气交变大论》曰：

"余闻之善言天者，必应于人，善言古者，必验于今，善言气者，必彰于物，善言应者，同天地之化，善言化言变者，通神明之理。"

《黄帝内经》这里讲，善于研究自然规律的，必定能应验于人；善于研究古代的，必定验证于现在；善于研究气化的，必定能通晓万物；善于研究应变的，就会采取与天地同一的步骤；善于研究化与变的，就会通达自然界变化莫测的道理。

这里《黄帝内经》告诉我们一个重要的思维方式，即天地自然与人都遵循同一个规律。因此，只要知道了其中一个方面，就可以推论出另一个方面。比如，知道了天象的变化，就可以推论出人体相应的变化；看到了人体的变化，也就可以推论出自然的变化。天有三阴三阳，人亦有三阴三阳。天之三阴三阳为六气，人之三阴三阳为十二经络。天之三阴三阳有"开阖枢"之关系，人之三阴三阳亦有"开阖枢"之关系。

古人的方法是，谈天地不离人，谈人不离天地。这既是古人方法论的特点，中华古代文明的特点，也是最高层次的健康观。

为什么天地自然与人都遵循同一个规律呢？

《宝命全形论》曰：

"人以天地之气生，四时之法成。"

对于人类生存，最重要的是呼吸和饮食。人类呼吸的是天地之气，其中包括了四时季节的变化；人类饮食的植物、动物，也是秉天地之气生长，并集中了天地精华的结果。因此，从根本上说，人类是依赖于自然界而生存的，并且人类是大自然中很小的一部分，是先有自然后有人类。因此，人类必须要遵循自然的规律。有科学家比喻说，如果把宇宙历史浓缩成一年的时间，那么人类是在 12 月 31 日夜里 10:30 出生的，只有一个半小时的历史。

《宝命全形论》又说：

"夫人生于地，悬命于天；天地合气，命之曰人。人能应四时者，天地为之父母；知万物者，谓之天子。"

《黄帝内经》在这里讲到，如果人类服从天地四时的变化，则大自然就会像父母一样地照顾人类。

如果人类既不顺应、更不孝顺自己的生身和衣食父母结果会怎样呢？读者可以思考。

综上所述，古人研究的第一个方法是观天、测地；第二个方法是内求、内证；第三个方法就是天人合一、天人相应。

天人相应的思想对人类的健康意义极为重大，对未来人类健康之路意义极为重大，对今后人类医学发展的意义亦极为重大。

第五节　运气学的"司天"与"在泉"

天气变化是十分复杂的。即使是用大型计算机，也不能穷尽所有的变化因素而做出 100% 可靠的天气预报。

古人在"仰观天象"的过程中十分清楚这一点。因此，古人用了一系列聪明的办法。

第一个办法是划分时段。首先，古人通过观察太阳黄道轨迹，定出一年这一时段。然后根据四季变化，将一年分成二十四节气。每一个节气大约为 15 天。有了年，又有了二十四节气这两个基本的时段概念，古人又据此创造了其他一些时间概念。

第一个是甲子的概念。一个甲子 60 年。其中暗含每 10 年的"天干"周期，即五运周期，和"十二地支"周期。

其次，由二十四节气，又可以组合成 3 个时段：12 个月（每月两个节气）；半年（又分上半年和下半年，每半年之中各有 12 个节气）；6 步（每步两个月含四个节气，详见本章第六节）。在每一个时段中，再确定主要的天气因素。

第二个聪明的办法，是用了 5 个因素来刻画天气，这样就比单一因素来说，增加了许多变化和排列组合的可能性。下面我们将逐一介绍和讨论这 5 个因素。

需要提醒大家的是，天气因素虽然有 5 种之多，但究其根本，却不外乎都基于四季的概念。"五行"就是从四季的变化中总结出来的，而五运又是从"五行"中得出来的。六气也是从五行中生成的概念。因此，古人的研究方法，归根结底是依据四时的自然变化规律，故《黄帝内经》曰："人以天地之气生，四时之法成。"

因此，运气学 5 个因素中，第一个因素是"年运"，即"十天干"所刻画的五行"太过""不及"之年。第 2 个和第 3 个因素就是本节要讨论的"司天""在泉"因素。

"司天""在泉"都属于六气的范畴。因此，我们先来看看古人是怎样从

观测天象来得出"司天""在泉"理论的。

《六元正纪大论》曰：

"夫六气者，行有次，止有位……"

即六气的运行有一定的次序，其终止有一定的方位，所以根据六气主时所在的位置，就可以知其气是应或不应。中运太过的，其气先时而至，中运不及的，其气后时而至。

并说，司天在泉之数，开始于司天，终止于在泉，前半年司天主气，后半年在泉主气。

上面引文中已经提到，"三阴三阳"以及"五运六气"的概念，古人是用内求法仰观天象，俯观地理发现的规律。特别是在农历正月初一早上进行观察最具有概括性。观察后记录下来，然后再进行比较，就可以看出天气属于正常或太过或是不及。

在分析每一年的情况时总结出了"六气"，并归纳出上半年为"司天"之气主事，下半年为"在泉"之气主事。

我们可以进一步推论，古人不仅在初一进行气象观测，而且在一年之中不间断地进行了观测。特别是在二十四节气的日子观测，然后不断地进行比较分析，从而得出了六气的概念。

可以看出，为了刻画复杂的天气变化，古人把上半年的天气影响因素称之为"司天"；把下半年天气的影响因素称之为"在泉"。司天、在泉，一天一地响应也，亦暗合一阴一阳。

司天、在泉配合"木、土、水、火、金"的年运，共同决定全年气候的总的变化趋势。

那么，"司天""在泉"的具体内容是什么内容呢？

就是我们上面介绍过的"三阴三阳"。即厥阴风木；少阴君火；少阳相火；太阴湿土；阳明燥金；太阳寒水。

这"三阴三阳"的概念虽然来自一年四季的变化，即每两个月为一期的天气特点。但通过长期的观察，古人认为，每一年的上半年和下半年分别还具有"六气"中某一气的特点。在这一年中，从每半年的角度看，其他四气的特点不明显。

同理，古人把不同年份分为木、火、土、金、水之年，也是因为这一年某一行的特点突出，而其他四行的特点不突出。

三阴三阳共有 6 个因素，每一年的"司天""在泉"只用两个。因此，不同的排列组合决定了每 6 年循环一次，暗合"十二地支"之数，即每个因素对应地支中的两支（表 2-3）。

表 2-3　十二地支与司天在泉

己亥对应厥阴风木	属春	属风
子午对应少阴君火	属夏	属热
寅申对应少阳相火	属夏	属火
丑未对应太阴湿土	属长夏	属湿
卯酉对应阳明燥金	属秋	属燥
辰戌对应太阳寒水	属冬	属寒

每一年"司天""在泉"的排列为：司天为阴在泉则为阳；司天为阳在泉则为阴，天地对应，阴阳对应。先三阴，后三阳。

其中，厥阴风木为一阴，少阴君火为二阴，太阴湿土为三阴，暗合三阴在一年中四季的排列顺序；少阳相火为一阳，阳明燥金为二阳，太阳寒水为三阳，暗合三阳在一年中的排列顺序。

这 6 年的循环见下表（表 2-4）。

表 2-4　司天在泉循环表

一阴（厥阴风木）司天	则一阳（少阳相火）在泉
二阴（少阴君火）司天	则二阳（阳明燥金）在泉
三阴（太阴湿土）司天	则三阳（太阳寒水）在泉
一阳（少阳相火）司天	则一阴（厥阴风木）在泉
二阳（阳明燥金）司天	则二阴（少阴君火）在泉
三阳（太阳寒水）司天	则三阴（太阴湿土）在泉

按照 60 年一甲子的周期纪年，每一年用两个字。如 2007 年为"丁亥"年。第一个字"丁"代表"天干"；第二个字"亥"为"地支"。从第一个字可以知道年运，从第二个字可以知道"司天"或是"在泉"。

说到这里，我们就可以明白，为什么古人在甲子表中要用两个字（丁亥，甲午等）来表示一个年份。

如 2007 年丁亥年。丁亥中的第一个字"丁"为"天干"。从"丁"字我们可以知道这一年的年运为"木不及"；第二个字"亥"为"地支"。从表 2-3 中我们可以得知，"亥"对应厥阴风木。从表 2-4 中得知，厥阴风木属一阴。于是我们可以推知，2007 年丁亥年上半年司天之气为厥阴风木，与厥阴风木这一阴相对应的是少阳相火，即"一阳"。这可以从表 2-4 中查出。于是乎，下半年主要天气因素是"少阳相火"。因此，2007 年"司天"为厥阴风木，"在泉"为少阳相火。2007 年上半年风气主令；下半年火气主令。

在没有日历，没有印刷术，没有手表，没有计算机的古代社会，推算五运六气，想必不是件容易的事情。于是，古人想了一个办法，用"十天干"和"十二地支"的概念来解决这个问题。你只要背会这 22 个字，就可以自行推算出每一年的五运，和每半年主要的运气因素。这不能不说是一个很巧妙的办法。由此可以看出古人的智慧。

为了方便读者，在本书第四章中，将列出一个甲子 60 年的五运六气的全部资料。因此，这里你不用像古人那样，下工夫背会"十天干"和"十二地支"，而只要明了它们的道理就可以了。

第六节　运气学的其他概念

由于本书的重点在于健康预测。因此，本节对运气学的其他概念只做概略介绍。有兴趣的读者可以参考运气学专著。

一、运气历

阳历从 1 月 1 日开始；阴历从春节开始。春节每年的日期不同。如 2007 年为 2 月 18 日；2008 年为 2 月 7 日。运气历从"大寒"开始，每年一般为 1 月 20 日（从 2007 年到 2036 年均如此）。

一年又被分为 24 个节气。每 4 个节气为一步，一年共有 6 步。这六步在运气学中分别被称为"初之气""二之气""三之气""四之气""五之气""六之气"。这六步是运气学中非常重要的一个概念。因为它也有"六之气"，容易与三阴三阳的六气混淆，因此到本节才介绍。

六步是把一年分为 6 个时期或阶段，每个时段有两个月，这两个月中包括了 4 个节气，因此，这 6 个时段包含了 24 个节气。

表 2–5　六气时间表

初之气	1/20——3/20
二之气	3/21——5/20
三之气	5/21——7/22
四之气	7/23——9/22
五之气	9/23——11/21
六之气	11/22——1/19（来年）

每一步有"主气"和"客气"。"主气"代表天气之常量；"客气"代表天气之变量。有常有变，天气才会既有一定的规律，又有一定的变化。只有主气没有客气，每年天气一模一样；只有客气没有主气，每年天气乱七八糟。

六步的"主气"每年都是相同的。

表 2–6　六步主气表

初之气主气的每一年都是厥阴风木	属春	属风
二之气主气的每一年都是少阴君火	属夏	属热
三之气主气的每一年都是少阳相火	属夏	属火
四之气主气的每一年都是太阴湿土	属长夏	属湿
五之气主气的每一年都是阳明燥金	属秋	属燥
六之气主气的每一年都是太阳寒水	属冬	属寒

六步的"客气"每一年都是不同的，而且是每 6 年循环一次。需要指出的是，"司天之气"自动成为"三之气"的"客气"；而"在泉之气"自动成为"六之气"的"客气"。因此，每一个"三之气"和"六之气"的"主气"和"客气"都包含了"司天之气"和"在泉之气"的影响。

我们将在第三章中列出一个甲子 60 年每年六步的主气与客气，因此这里就不再介绍推算方法。

请读者牢牢记住，运气学是用了这样 5 个因素，来刻画天气的变化（年运，司天之气，在泉之气，主气，客气）。而这 5 个因素中的每一个因素都与人体的健康密切相联。

二、年内五运

运气学还把一年之中 365 日均分为 5 等份。每份七十三日零五刻（一日为一百刻），分别成为"初运"，"二运"，"三运"，"四运"，"五运"。每运各有"主运"和"客运"。主运为常，客运为变。

"主运"为初运"木"；二运"火"；三运"土"；四运"金"；五运"水"。

"客运"则每年变化不一。

三、按年度考虑的运气关系

五运和六气都是从五行中变化出来的。因此，年运和司天之气、在泉之气就有五行性质相同的时候。

例如，年运属火，司天之气或在泉之气也为火。如果"年运"和"司天之气"属性相同，称为"天符"，在一个甲子中有 8 年；如果"年运"和"岁支"（地支）的五行属性相同及五方正位相同，称为"岁会"。一个甲子中有 8 年。如果既是"天符"又是"岁会"被称为"太乙天符"，在一个甲子中有 4 年。如果"年运"为"太过之年"，五行属性又与"在泉之气"相同，称为"同天符"。如果"年运"为"不及之年"，五行属性又与"在泉之气"相同，称为"同岁会"。因为相同，因此就加强了这一年年运的五行属性，往往会形成"太过"的天气。

此外，年运为"太过"之年，可能因为有相克的"司天"之气、"在泉"之气而转化为"平气"之年；年运为"不及"之年，可能因为有相同属性的"司天""在泉"之气相助而形成"平气"之年。

平气又被分为"齐化平气""同化平气""兼化平气""得政平气""同属平气"和"干德符平气"。

如果运气五行属性不同，则当运生气，运克气时，为运盛气衰，这时以运为主。反之当气生运、气克运时，为气盛运衰，这时以气为主。

四、按每一步（两个月）考虑的主客气关系

按每一步考虑的主客气关系有相得和不相得两种。相得指客主之气相同或相生；不相得指客主之气相克。在两火（君火、相火）分别为主客气时，二之气客气为"相火"时为不相得，三之气客气为"君火"时为相得。原因是，如果二之气过热则违反时令，则三之气应当热。

五、气化自衡规律

自然界存在着自我平衡的机制。太过和不及的气候都不会一直持续下去，总有其他因素来纠正它，使整个气候在动态中趋于平衡，从而保障了一年的春夏秋冬能够循环往复。

运气学中主要讲到三类情况：第一类是，太过和不及的气候中有一部分因五行中其他因素而纠正，从太过或不及转化为平气气候。

第二类是，如果没有足够的平衡力量，太过和不及的气候就会显现出来。如果天气太过，称为胜气，本来应制约它的因素成为复气。一开始是胜气占上风，过一段后复气就会兴起制约它，使胜气不能一直称霸下去。如果天气不及，如水不及，则制约水气的土气就成为了胜气。如水太弱则水之子"木"过一段时间就会兴起来克制土气，这时木气就称为复气。一般是上半年有胜气，则下半年就有复气。胜气强则复气强，反之则弱。

如果这一年本应出现胜气，但气候反常而没有出现，则本应出现的复气也同样不会出现。这样，从有无胜气就可以预测有无复气；从胜气强弱就可以预测复气强弱。

第三类称为郁发现象。当一气过盛时，被它克制之气处于受压抑状态而成为郁气，在适当的时候就会发作。

如郁气本身强，则其本身成为发气；如其弱，则其子气成为发气来制约过盛之气。发气的时间也是有规律的。

六、不正常的天气刻画

气候中总会出现反常现象。如冬天应寒反温；春天一片肃杀之气，春行秋令等。运气学中用"不迁正"（应至的气候未至，一般在"不及"之年出现），"不退位"（上一年天气应退不退，一般出现在"太过"之年），"升降

不前"（也是当至不至，当退不退），"刚柔失守"（迁正退位失常，导致气郁而发生疫病）来描述。

第七节　"五运六气"小结

执笔至此，笔者想用一个故事作一个小结。

话说黄帝有三儿三女（三阳三阴）。当儿女长大成人后，老爹对他们讲："你们已经长大了，今后就由你们来操持这个家吧。"黄帝对6个子女平均分配，指定每个孩子各管半年。黄帝又说："女孩子心细，先让女儿树个榜样。"

第一年上半年自然是大闺女管；第二年上半年是二闺女；第三年上半年是三闺女。

黄帝想出了"一帮一，一对红"的方法。大闺女帮大儿子；二闺女帮二儿子；三闺女就带三儿子。

因此，第一年上半年归大闺女管，下半年就归大儿子管；其他儿女以此类推，主管第二年和第三年。

三年平安度过。儿子们觉得只管下半年地位太低，于是吵着要和姐姐们交换。黄帝就让大儿子管第四年的上半年，并配合大闺女管下半年。接着是二儿子、二闺女分管第五年的上、下半年；三儿子、三闺女分管第六年的上、下半年。

六年过去了，家管得挺好。黄帝满意，儿女们也高兴，于是就形成了一个不成文的规矩传了下来。

"名不正则言不顺"。黄帝做了两个红袖章。一个写着"司天"，管上半年的戴着；一个写着"在泉"，管下半年的戴着。这样派活儿时就有权威性，免得搞不清谁是当家的，乱了规矩。

有一天黄帝突然想起，儿女们都只有小名，没有学名，都这么大了，总不能一辈子叫小名，于是赶紧给儿女们取了名字：

大女儿——厥阴风木：对应春天。

二女儿——少阴君火：对应初夏。

三女儿——太阴湿土：对应长夏。

大儿子——少阳相火：对应夏天。

二儿子——阳明燥金：对应秋天。

三儿子——太阳寒水：对应冬天。

黄帝还写了个值班表，贴在门后：

第一年上半年 大女儿厥阴风木；		第一年下半年 大儿子少阳相火。
第二年上半年 二女儿少阴君火；		第二年下半年 二儿子阳明燥金。
第三年上半年 三女儿太阴湿土；		第三年下半年 三儿子太阳寒水。
第四年上半年 大儿子少阳相火；		第四年下半年 大女儿厥阴风木。
第五年上半年 二儿子阳明燥金；		第五年下半年 二女儿少阴君火。
第六年上半年 三儿子太阳寒水；		第六年下半年 三女儿太阴湿土。

后人觉得这样编排挺不错，纷纷仿效。于是"家和万事兴"。中华民族就这样繁衍兴旺了起来。但后人总觉得黄帝给孩子们起的名字太绕口。嗨！干脆就叫"三阴三阳"吧。这多好记。女为阴，男为阳，三儿三女正好是三阴三阳。还有人说，"三阴三阳"也长，干脆叫"六气"吧。运气学的"六气"就这么来的。

黄帝灵机一动，也用此方法来治国，果然大见成效，被后人称为"治大国如烹小鲜"。

话说黄帝的"家务改革"进行了若干年后，黄帝又看出一个问题：每年只有一儿一女值班，其他孩子们却都闲着。"忙的忙死，闲的闲死"。于是，黄帝深化改革，让6个子女全年都能有负责的时候。

一月和二月称为"初之气"；大女儿厥阴风木负责。

三月和四月称为"二之气"；二女儿少阴君火负责。

五月和六月称为"三之气"；大儿子少阳相火负责。

七月和八月称为"四之气"；三女儿太阴湿土负责。

九月和十月称为"五之气"；二儿子阳明燥金负责。

十一、十二月称为"六之气"；三儿子太阳寒水负责。

这样，每半年有人管，每个月也都有人专门负责，家里显得有条理多了。牛羊、鸡鸭也多了，收成也越来越多，一个人已经忙不过来了。黄帝赶紧又给每位负责的儿女派一个助手。后人管这个"正主儿"叫"主气"，这个副手呢，就叫"客气"。

其实，黄帝这样分派，背后还有深意。黄帝到底是多吃了几十年干饭的人，他早就看出来，工作的时间久了，必须给儿女们创造一个"竞争机制"，再加上些"制约机制"。为什么呢？因为每个儿女当家的时候，都想干出一番事业，生怕老爹和姐弟们小看了自己。于是，免不了动静闹大了点儿，"钓鱼工程"和"政绩工程"也不是没有过。等换到他人一当家才发现亏空了，摊子铺大了。于是多少有点儿怨言，脸色也不那么好看，说出的话更是带刺。于是，这么七八双眼睛在背后盯着，也就搞不出什么大乱子来了。后人就管这个叫作"气化自衡规律"，多绕口哇！

"六气"不知道是否讲清楚了。说穿了，也不是什么太复杂的事儿。

再看"五运"。五运就更简单了。不就是"金木水火土"五行吗？不过，比起五行来，五运还多点名堂。

一是五运按一年四季排，因此五运的顺序是"木、火、土、金、水"；二是每一运各有一个"太过之年"和一个"不及之年"。而且是逢"双"年为"太过之年"，逢"单"年为"不及之年"。三是每一年的气候具有这一行的特点。比如"火"年，就有热的特点，"水"年就有"寒"的特点，"土"年就有多雨的特点，"金"年就有干燥的特点，"木"年就有多风的特点。

"太过"和"不及"就是指每一特点的强或弱。"太过之年"特点强，"不及之年"特点不明显，说白了就这么回事儿。

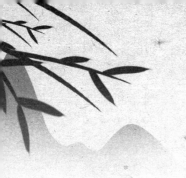

第三章
健康预测方法的探讨

被中医界称为"医圣"的张仲景，东汉人，大约生于公元150年，卒于公元219年。他创立了中医六经辨证方法，有《伤寒论》一书传世。

中医界的传奇人物李阳波，现代人，生于1947年。他自学《黄帝内经》成才，"言人疾病生死多有奇验"，有《开启中医之门》一书传世。

这两位相距1800多年的中医，居然同时把目光投注到一个案例上面。这一点引起了笔者的极大兴趣。

在地球上，只要找到三个点，就可以确定由这三个点交叉线所决定的那一点的坐标。GPS卫星定位系统依据的就是这一原理。

有了张仲景，李阳波，再加上《黄帝内经》，我们就有了确定这一案例的三个点。因此，确立这一坐标就顺理成章了。

第一节　从医案看健康预测

话说当年张仲景认识了一位青年文学家王仲宣，他观察到王仲宣的神色不好，便告诉王仲宣说："你身体里面已经有病根子了，马上吃五石汤治疗，或许可把这病根子拔掉。如果不及时医治，就会逐渐演变严重。到了40岁，眉毛便要脱落，眉毛脱落半年后，就会有生命危险。"

王仲宣这时不过才20岁，听到仲景这番话，心里很不高兴，以为仲景是在夸大自己的本领，便不听他的话，更不吃药。隔了三天，仲景又会见王仲宣，问他吃药没有？王仲宣便欺骗他说："已经吃了。"仲景看看王仲宣的神色说："你没有吃药，是欺骗我的，你的神色一点亦没有好转，为什么把你自己的性命看得这样轻呢？"王仲宣始终不信仲景的话，20年后眉毛果然慢慢地掉下了，眉毛脱落后的第187天，王仲宣竟然死了。

这是皇甫谧在他的名著《黄帝三部针灸甲乙经》序言中记载的故事。

李阳波在谈到这一案例时认为，这只是一个技术问题。张仲景掌握了这一技术和原理，一次就能推断20年后的变化。如果我们找到了这一早已失传的原理，我们可以做同样的事，就像用数学公理、定理解数学题一样。

那么，什么病令人眉落呢？

中医书记载：疠风，即麻风，俗名"大麻风"。因感触暴厉风毒，邪滞肌肤，久而发作。初起先觉患部麻木不仁，次发红斑，继则肿溃无脓，久而蔓延全身肌肤而出现眉落、目损、鼻崩、唇反、足底穿等严重证候。

可见，王仲宣得的是厉风病。厉风病属风病。《素问》第四十二篇《风论》就是专门论述风病的。

《风论》曰：

"疠者，有荣气热腑，其气不清，故使其鼻柱坏而色败，皮肤疡溃。风寒客于脉而不去，名曰疠风。"

《风论》的后半部是讲如何诊断风病的。从《风论》可以看到，风病的初期在面部有许多征兆。

张仲景熟读《黄帝内经》，并根据三阴三阳学说的"开阖枢"理论首创了六经辨证的方法。由此，笔者推断：张仲景是熟悉《风论》的。因此张仲景从面色上断定王仲宣得的是厉风病。

即使得知王仲宣得的是厉风病，仍不能解释张仲景的20年健康预测。笔者在研究五运六气理论之前，每次看到这一记载，总觉得故事的成分大于史实的成分。现在则反过来，坚信这是一件千真万确的事情。

据考证，王仲宣出生于公元177年，死于公元217年。让我们用五运六气学说来分析一下，下面引用的理论部分详见本章及第四章。

逢"7"为"木不及"之年，这一年出生的人肝木偏弱，易受风邪。王仲宣20岁这一年是公元197年。年运为"木不及"，司天为太阴湿土，在泉为太阳寒水，因此天气特点为又寒又湿。"木不及"的年运进一步削弱了王仲宣的肝木，而寒湿的大环境利于风寒侵入人体。于是，"风寒侵入经脉稽留不去"，使王仲宣染上疠风。另一个因素是司天的太阴湿土，木不及则土反侮木，对肝木不利。

那么，为什么在王仲宣 30 岁时无事，而在 40 岁发作呢？

这也与天气相关。

王仲宣 30 岁时是公元 207 年。年运虽为"木不及"，但司天为厥阴风木，年运得司天之助，有利于肝木，抑制了疠风病的发展。

而当王仲宣 40 岁时（公元 217 年），情况就不同了。这一年年运虽依旧为"木不及"，但司天为阳明燥金。木不及则金气偏盛，加上司天为阳明燥金，使金气更盛。"木不及"的年运削弱了王仲宣的肝木，而过盛的金气严重地影响了肝木（金克木）。这就解释了疠风病为什么在这一年发作。"天虚"加"人虚"，致使其病情急剧恶化。

至于半年的准确推断，似乎也是从《黄帝内经》中得出的。

《长刺节论》曰：

"病大风骨节重，须眉堕，名曰大风，刺肌肉为故。汗出百日，刺骨髓汗出百日，凡二百日须眉生而止针。"

实际情况的 187 天与《黄帝内经》中讲的二百天，极为接近。病因是"风寒侵入经脉稽留不去"，因此治法为针刺肌肉、骨髓，使之出汗，把寒气发散出来。

笔者以上的推论，证实了李阳波的观点，即健康是可以预测的。关键是要找到进行预测的正确方法。

下面我们来看看现有的各类方法。

第二节　现有健康预测方法概述

健康预测的最新方法是基因分析。即从人体上取下一小片组织，或血液，在实验室里分析某些基因，从而测出某些疾病未来发生可能性的大小。据说可能发现的潜在疾病达 1100 种。在美国检测一次的费用至少 400 美元，并且不在健康保险的范围。

对基因分析的反应好坏各半。赞赏的人认为，可以提前得知生病风险的大小，通过改变生活方式或调节饮食来减少风险。

批评的人认为，第一，人类对基因的认识还太少，现有的一些研究报告往往自相矛盾，因此，不足为凭；第二，每个人有 20000 ～ 25000 个基因，现有基因检查只查其中千分之一左右，不能全面反映人体情况。何况许多疾病受多个基因的影响，如糖尿病受至少 150 种基因的影响。

健康预测的传统方法有：

1. 用《易经》的方法预测。

2. 用专家评估的方法预测。

3. 用数理统计方法，建立计量经济学模型预测。

4. 用观察人体的某一部位，如手、脸、眼等进行预测。

5. 用常规体检的方法，结合家族病史预测。

6. 用医学仪器测量人的体温，如淋巴系统部位，进行预测。

7. 对呼吸道疾病，用天气预报预测。

8. 用运气学理论预测，如疫病，大规模传染病预测。

笔者认为，现代社会文化普及，理想的健康预测方法应当具备如下标准：

1. 每个人都可以掌握，自己给自己预测，并能为家人预测。

2. 费用要低，越低越好。

3. 有理论根据，又有一套系统的理论与方法。

4. 灵！就是预测要准确，越准越好。

世界上究竟有没有这样一个几乎是十全十美的预测方法呢？

如果有人经常做出准确的健康预测，那么，研究他的方法不就是一条捷径吗？李阳波"言人疾病生死多有奇验"，我们不妨先来看看他的方法论。

第三节　名医李阳波的方法

李阳波究竟用了哪些预测方法呢？

笔者认为，李阳波最重要的预测思想和方法是寻找"疾病的相关性"。

（以下均出自《开启中医之门》一书）

李阳波说"当我们对于一个疾病能否治好有所怀疑，特别是当我们对于一个疾病总是治不好的时候，我们应该用相关性的思考方法，通过相关性的方法寻找"，并具体指出，有 3 个相关性：出生时的天气与人一生的体质相关；初发病情与当时的天气相关；治病时药方与此时的天气相关。

读者一定注意到，李阳波的 3 个相关性都与天气有关。笔者认为这是李阳波研究《黄帝内经》后做出的历史性贡献。李阳波认为："作为人，我们是宇宙的一部分。因此，我们要想摆脱宇宙对我们的影响是不可能的……五运六气指的就是考虑作为气的 6 种状态的 5 种运动形式，以及它们与人的生长壮老的关系，不完全都是讲疾病。"

对于出生时的相关性，李阳波认为，《黄帝内经》上记载了某一年天气如何，对人的影响如何，"那么，能不能反过来"，如一个人是某一年出生的，"是不是在他一辈子的所有疾病中"，以与他出生时天气相关的疾病为主呢？他说："我的临床实践也证明这是一个确实存在的情况。"

对于初发病时间的相关性，李阳波认为，每一年都有一些脏腑的负担重，因此容易生病。他举 1986 年为例：年运为水运，司天为少阳相火，在泉为厥阴风木。"比如在天的少阳，就与人的少阳所属的部门胆、三焦发生关系；在泉的厥阴跟人的厥阴所属的相关部门肝、心包发生关系，而主运的水又跟人的水属肾、膀胱发生关系。""而在与宇宙联系交往的过程中，就有一个负荷的问题。担任任务就有负荷，就得不到休息。如果原来就存在一定毛病，那么，在今年的这个时候就会出现超负荷运行。而原来的毛病也会乘势显现出来。"因此，人会在这些部位生病。

对于治病的相关性，李阳波认为，要根据天气决定药方，同一个病，在不同天气药方应当不同。他举了 1954 年河北脑膜炎与 1955 年北京脑膜炎"同病异治"的例子。（1955 年北京发生了与前一年同样的大规模脑膜炎，开始时使用同样的药方不起作用，后来经一位高人指点，1955 年的天气与1954 年不同，因此才修改了药方，被称为"同病异治"）

正因为掌握了天气的这三个相关性，并在实践中灵活运用了这三个相关性，取得了许多成功的案例，李阳波才断言："中医的最大特点就是决定性，可预测性。"

李阳波认为："宇宙生物的变化状态有 6 种。即三阴三阳：风、寒、暑、湿、燥、火。而这 6 种运动状态主要来自于五方面的因素影响。这五个方面的影响是：中运，司天，在泉，主气，客气。"

李阳波进一步指出："五运六气存在着一个严密的、高级的阴阳术数构系，我们只要找出它的运算关系，将这个体系抽取出来，进行思考，进行研究，进行训练，我相信我们也能够写出不朽的文章来。"

对照前面李阳波对医圣张仲景预测疾病方法的思考，作为后人，我们站在这些巨人的肩膀上，应当可以破译这些人类医学奇迹的"密码"。这样，神秘的光环一经解密，正如李阳波预见的那样，中医奇迹的背后，完全可以找到类似于数学定理的健康定理、健康公理。每个人都可以用此推测自己和他人的健康。

笔者认为，李阳波的理论和实践，完全符合上述 4 条预测标准。而这一简便易行的方法就是五运六气学说，早已清清楚楚地记载在 2500 年前成书的《黄帝内经》之中。

我们需要做的，只是轻轻地拂去沉淀在五运六气学说上的史尘，继往圣绝学，努力去发扬光大。

在下面的章节中，笔者将遵循李阳波的思路，用现代人的语言，将运气学"翻译"过来，构造一个人体健康预测学的框架。从这个意义上讲，笔者认为自己不仅是黄帝的学生，而且是李阳波的一个"不记名的弟子"。

第四节　出生之年与五脏的预测

一个人可能得的疾病数以百计。按西医的分类，仅眼疾就有 30 多种。一个人又不断地受到环境、情志、年龄等多方面因素的影响，怎样才能预测一个人一生的健康状况呢？

先让我们来看一个小故事。

话说第二次世界大战中的苏德战场，一开始德军占上风，多次合围了苏军几十万人的大部队。但同样的苏军，在名将朱可夫的指挥下，却先是守住了列宁格勒，又守住了莫斯科，随后又守住了斯大林格勒，并使此战役成为苏德战场的转折点。战争开始时，朱可夫前面还排着几位老帅，到了战争中期，他已升为最高副统帅。

他成功的秘诀何在呢？

看过《战争与思考》的读者一定有印象：朱可夫靠的是抓敌军进攻的主要方向。在此方向上，朱可夫集中了所有能够抽调的部队，形成大纵深防御体系，为此抽空了其他所有防线，形成了一点强、处处弱的态势。而以前的苏军防御是平均使用兵力，表面上处处强，实际上一点被突破，整个防线就变得毫无意义。

这给了我们什么启示呢？

如果我们对自己的健康也是平均使用力量，唯恐拉下某一个环节，成效会如何呢？西方有句谚语"An object is as strong as its weakest point"（最弱的一点决定了整体的有效性）。

笔者认为，在健康上也要抓主要方面。而人体的主要方面就在于五脏。

中医学认为，人体有五脏六腑。身体的其他各部分都是从属于五脏六腑的。而五脏六腑又互为表里。人体十二经络各与脏腑相联系，也是脏腑在体表的"代表"。五脏包括了六腑，包括了十二经络，包括了各脏腑主管的人体各部分。从这个意义上讲，对人体预测方法的鉴别，首先应当看是否能准确地预测五脏的情况。

疾病总是从最薄弱的环节发生，任何一种疾病都会累及全身。因此，加强了薄弱环节，就是加强了其他所有的环节。就像是一个木桶，其盛水的能力取决于最低的一块桶板一样。

人体是一个小宇宙。人体本身具备自动调节的能力。因此，人体会自动调集能量，修补人体的薄弱环节。所以，当你帮助人体弥补了最薄弱的环节之后，人体自然会把节省下来的能量，自动用于其他次要的薄弱环节，健康就会自动得到全面的改善。

遵循李阳波的思路，笔者认为，除了情志因素外，天气是影响五脏的主要因素。

在运气学说里，天气又被分为年运、司天、在泉、六步各自的主气、客气以及年内五运各自的主气和客气等。

在这些因素中，显然年运的涵盖面最广，与五脏的关系最直接（同属五行），因此，年运的层次最高。同时，一种方法要想得到普遍接受和传播，必须要简单，年运也符合这一要求。因此，笔者首先选择了"年运"作为预测人体五脏健康强弱的方法。

"年运"有"太过"之年和"不及"之年之分。我们先看"太过"之年的规律。

《气交变大论》曰：

"岁木太过，风气流行，脾土受邪……"

木运太过，则风气流行，脾土生病。人们多患消化不良的泄泻，饮食减少，肢体沉重无力，烦闷抑郁，肠中鸣响，肚腹胀满，这是由于木气太过的缘故。

"岁火太过，炎暑流行，金肺受邪……"

火运太过，则暑热流行，肺受火邪。人们多患疟疾，呼吸少气，咳嗽气喘，吐血衄血，二便下血，水泻如注，咽喉干燥，耳聋，胸中热，肩背热。

"岁土太过，雨湿流行，肾水受邪……"

土运太过，则雨湿之气流行，肾受邪湿。人们多病腹痛。四肢厥冷，情绪忧郁，身体困重而烦闷，甚至肌肉枯萎，两足痿弱不能行动。

"岁金太过，燥气流行，肝木受邪……"

金运太过，则燥气流行，邪气伤肝。人们多病两胁之下及少腹疼痛，目赤而痛，眼梢溃烂，耳朵听不到声音。

"岁水太过，寒气流行，邪害心火……"

水运太过，则寒气流行，邪气损害心。人们多患发热，心悸，烦躁，四肢逆冷，全身发冷，谵语妄动，心痛。水邪亢盛则有腹水，足胫浮肿，气喘咳嗽，盗汗，怕风。

第一，为什么说"风木太过，脾土受邪"呢？

《黄帝内经》告诉我们，五行在天地人之间是相应的。"在天为风，在地为木，在人为肝"。因此，木太过之年不仅天地都是风木太过，而且人的肝气也会太过。木太过则克土，脾属土，因此说"脾土受邪"。余者类推。

小结如下（表3-1）：

表3-1 太过之年与五脏

木太过之年，对应肝气太过，因此脾土受邪；
火太过之年，对应心气太过，因此肺金受邪；
土太过之年，对应脾气太过，因此肾水受邪；
金太过之年，对应肺气太过，因此肝木受邪；
水太过之年，对应肾气太过，因此心火受邪；
并且，木对应肝；火对应心；土对应脾；金对应肺；水对应肾。
中医学认为，五脏和六腑是对应的关系，互为表里。即：
肝对应胆，肝胆互为表里，言肝即包括胆；

心对应小肠，心与小肠互为表里，言心即包括小肠；
脾对应胃，脾胃互为表里，言脾即包括胃；
肺对应大肠，肺与大肠互为表里，言肺即包括大肠；
肾对应膀胱，肾与膀胱互为表里，言肾即包括膀胱

这一关系也表现在经络上。

《血气形志》曰：

"足太阳与少阴为表里……"

即足太阳膀胱经与足少阴肾经为表里；足少阳胆经与足厥阴肝经为表里；足阳明胃经与足太阴脾经为表里；手太阳小肠经和手太阴心经为表里；手少阳三焦经与手厥阴心包经为表里；手阳明大肠经与手太阴肺经为表里。

第二，当某一个"太过之年"出现的时候，天上星星，地上草木山川，人体不同部分都会出现特殊反应。从这些反应可以反推出这一年是否是"太过之年"。可以设想，古人很可能就是这样逐渐总结出了五运的规律。

第三，人体能够在天气变化的某一限度之内保持健康。天气太过或不及，人都可能生病。但病与病还有区别。例如，木气太过可能致病，而脾土受邪也可能致病；其中肝木病在太过，即"病实"；而脾土病因受克而"病虚"。"病实"或"病虚"在治法上是完全不同的。实则泻之，虚则补之。

第四，大自然具备"自衡机制"。当太过之年出现时，第三个因素会出来纠正太过的因素。

例如，木气太过金气就会兴起，称为复气来制约木气。金克木，因此能制约木气，恢复平衡。

金气为什么会兴起呢？从五行上看，金为土之子。当土气受克而无力制衡时，土气之子金气就会"为母来复"。可以设想，金气为了克制木气，自己也消耗了不少能量，因此，金气这一年也易失去平衡而使人生病。

由此可见，当太过之年出现时，自然界会有三股力量互相冲撞，最后归于平衡。而在这一过程中，与之相应之人的三个脏腑则可能"病虚"或"病实"。

小结如下（表3-2）：

表3-2　太过之年与病位

木太过之年病位为：脾土、肝木和肺金

火太过之年病位为：肺金、心火和肾水

土太过之年病位为：肾水、脾土和肝木

金太过之年病位为：肝木、肺金和心火

水太过之年病位为：心火、肾水和脾土

自然界的这三股力量可称为"天地三角关系"，以太过之气为中心；而这一年人体相应脏腑可称为"人体三角"关系。同样以太过之气相应的脏腑为中心，按相克关系排列。

"不及之年"与"太过之年"类似。以"水不及之年"为例。

《气交变大论》曰：

"岁水不及，湿乃大行，长气反用，其化乃速，暑雨数至。"

《黄帝内经》这里讲，水运不及，湿土之气因而大盛，水不治火，因此火气生旺，天气炎热，万物的生化很迅速。

"水不及"首先是肾水偏弱。本来脾土与肾水是平衡的，因肾水弱而显得脾土过强。由于肾水弱，水不制火，于是心火偏旺。因此，水不及之年肾水"病虚"，而脾土和心火则可能"病实"。这同样是以年运同气为中心，包括相邻的两个相克因素而形成一个"人之三角"关系。

与"太过之年"不同的是，不及之年"人体三角"关系的中心因素是"病虚"，而太过之年"人体三角"关系的中心因素是"病实"。

小结如下（表3-3）：

表3-3　不及之年与病位

木不及之年病位为：肝木、肺金和脾土

火不及之年病位为：心火、肾水和肺金

土不及之年病位为：脾土、肝木和肾水

金不及之年病位为：肺金、心火和肝木

水不及之年病位为：肾水、脾土和心火

应当指出的是，《黄帝内经》提出某些不及之年还会出现第 4 个因素，为了预测方法简单，也为了和太过之年方法统一，笔者决定舍弃这第 4 个因素。希望有志者对此继续加以研究。

《黄帝内经》以极简练的语言总结了以上规律。

《五运行大论》曰：

"气有余，则制己所胜而侮所不胜……"

即凡气有余，则能克制另一气，而又能欺侮本应克制自己的气；气不足，则克制自己的气和自己所应克制的气也欺侮自己。由于本气有余而进行欺侮或乘别气之不足而进行欺侮的，也往往要受邪，因为它缺少防御的能力。

李阳波认为，一个人出生的那一瞬间，为了与天地同步，身体自动就接受了此时的运气节律，并且，由于惯性的作用，一生都会受这一节律的影响。而且，人出生时最先接受的就是年运的节律。换而言之，如果一个人出生于"木太过之年"，一生中他都会有"木太过"的影响特点；相反，如果此人出生于"木不及之年"，一生也会具有"木不及"的影响和特点。

据此，笔者提出"五脏风险程度理论"，简称"弱脏理论"：

每个人五脏中最薄弱的环节是由出生时的"年运"决定的。"太过"之年出生人的最薄弱环节是"年运"同气相克的脏位；"不及"之年出生人的最薄弱环节则是与"年运"同气相合的脏位。按风险大小排列，与出生年同气有相生关系的五脏风险最小，而其余两脏居中。

应当指出的是，每一年虽然影响到 3 个脏腑，但其影响的程度是不同的。这一点下面还要详加分析。

中医的一个长处是整体的定性分析。这里的整体，从狭义上理解，是指对一个人身体的总体把握；从广义上理解，是对人与自然之间物质、信息、能量交流关系的总体把握，也就是"天人合一"。

人体是一个有高度自我平衡能力的有机体，可以说，牵一发而动全身。因此，在人体健康上从整体进行分析，是最能抓住人体关键的分析；也是最符合人体实际需要和状况的分析，因此是最高明的分析。

笔者认为，出生于"太过"之年的人最弱的脏腑是被年运所克之气的脏腑，具体来说：

逢"2"之年（1952、1962 年……）出生之人（木太过）为脾。

逢 "4" 之年（1954、1964 年……）出生之人（土太过）为肾。

逢 "6" 之年（1956、1966 年……）出生之人（水太过）为心。

逢 "8" 之年（1958、1968 年……）出生之人（火太过）为肺。

逢 "0" 之年（1950、1960 年……）出生之人（金太过）为肝。

出生于 "不及" 之年的人，其主要的弱脏是与年运同气的脏腑，归纳如下：

逢 "1" 之年（1951、1961 年……）出生之人（水不及）为肾。

逢 "3" 之年（1953、1963 年……）出生之人（火不及）为心。

逢 "5" 之年（1955、1965 年……）出生之人（金不及）为肺。

逢 "7" 之年（1957、1967 年……）出生之人（木不及）为肝。

逢 "9" 之年（1959、1969 年……）出生之人（土不及）为脾。

在本书中，虽然有时出于计算方便或其他考虑，将 3 个受影响的脏腑平行并列，但请读者注意：其中总是有一个脏腑是主要的，这一主要的脏腑往往是五脏中的主要矛盾所在，对整个人体的健康起着举足轻重的作用。

为什么这样说呢？

《黄帝内经》认为，凡是 "太过" 之年，被克之气是最弱的。例如，"岁木太过，脾土受邪"。而在 "不及" 之年，恰恰相反。"不及" 之年的年运本气最弱。例如，"火不及" 之年，就是心火最弱。既然最弱，就会受到两面的欺侮。"火不及" 则肺金反侮火，肾水也 "侮而乘之"。因此，这一脏腑就成为五脏中最弱的一环，也就成为健康中最关键的一环。

如果你是 1961 年出生，属于肾水不足，就应当多注意观察与肾功能有关的细节，比如二便、关节、头发等。一旦出现问题，很可能首先在这些地方出现征兆。

如果你能运用五运理论，为自己和家人做出健康预测。那么，祝贺你，你已经从运气学初级班毕业了。相信下面的中级班和高级班也难不倒你。

第五节　平年与健康

熟悉运气学的读者一定有个疑问：如何预测平年出生的人呢？

"平年" 又叫 "平气"，是指由于其他因素的影响，本来是 "太过" 或

"不及"之年，转化为了"无太过，无不及"的气候正常的年份。

例如，戊（读：物）辰年本为"火运太过之年"，但因上半年"司天"为"太阳寒水"，受水之抑转化为平年。又如丁巳年，本为"木不及"之年，但得厥阴风木司天之助而成为平年。

《黄帝内经》对于平年是这样定义的：

《五常政大论》曰：

"故生而勿杀，长而勿罚……"

即万物生时不杀伤，长时不削罚，化时不制止，收时不残害，藏时不抑制，这就叫作平气。

这就是俗话说的风调雨顺，自然庄稼收成好，人民也健康。

举例来说，如果是平年，秋天应该是这样的。

《五常政大论》曰：

"审平之纪，收而不争，杀而无犯……"

即金的所化虽主收束，但无剥夺的现象，虽主肃杀，但无残害的情况，五行的气化都得宣畅清明。其作用是成熟散落，其生化能使万物结实收敛，其气候清凉，如发病则为咳嗽。

那么，是不是历史上凡是平年，一定会风调雨顺呢？

根据史料来看，不一定是如此。例如，上面举例的戊辰年，按照推算是平年，但历史上就多次发生过天灾和疫病。

据记载，1688年（清康熙二十七年）山东发生疫病；1748年（清乾隆十三年）山东又发生大疫；1868年（清同治七年）湖南大雨引发大疫，"死者甚众，十室九空"。（转引自《三千年疫情》）

那么，如果在平年出生的人就没有天气因素的影响了吗？

汪德云对此做过专题研究。他调查了38例咳喘患者，发现全部都是戊年出生。因为戊年"岁火太过，肺金受邪"而咳喘，即"火太过之年"出生，"岁火太过"而克"肺金"。

有意思的是，这38例中有一半人出生于同一年。这一年正是戊午年。戊午年为"火太过之年"，又逢上半年"司天"为"少阴君火"，两"火"叠加，自然"火克金"的作用更大。

而"平年"的戊辰年、戊（读：务）戌（读：旭）年出生的人患病者远远少于非"平年"的"太过"戊午年。

可以推论，由于上半年属于"寒水司天"，克制了太过的"火之气"。因此，戊辰年、戊戌年发病极少。但是，这两个"平年"仍有发病的情况，并且病位也没有改变。

实际上，《黄帝内经》已经指出过这一点。上面引用的平年秋季一段，就明确指出"其病咳"。这与非平年之气是一致的。

《六微旨大论》曰：

"君位臣则顺，臣位君则逆。逆则其病近，其害速；顺则其病远，其害微；所谓二火也。"

可见，当天气为"不顺"的关系时，病情可能严重；当天气为"顺"的关系时，病情可能缓和。应用于平年则为：平年病情缓和，非平年病情严重。

进一步可以推论为：一个人出生时，如当时当地气候为平年，天气的影响因素较小，则"三角关系"的脏位偏于轻度"弱"，而非平年时天气的影响因素大，则"三角关系"的脏位偏于较重程度的"弱"。

在这里强调"当地气候"，是因为同一年在各地的气候不同，有的地方"风调雨顺"，有的地方气候反常。可以预期，反常的气候必然造成反常的体质。

笔者认为，如果出生之年是平年，并且有气候资料证实这一点，则应以平年论，否则还应以"太过""不及"之年来推论。

第六节　出生日期与体质

中医诊病的主要方法是"八纲"辨证，其他辨证方法都是"八纲"辨证的变化。"八纲"是指阴、阳、表、里、寒、热、虚、实。

其中阴证又可概括里证、寒证和虚证；阳证又可概括表证、热证和实证。因此，八纲为各种辨证之总纲，而阴阳又是八纲之总纲。

《黄帝内经》极为重视从阴阳来分析天、地、人的关系，从阴阳来分析人体健康与疾病的关系。笔者数过，仅《素问》就用了"阴阳"一词达161处之多；《灵枢》用了"阴阳"一词达119处。

《四气调神大论》断言：

"从阴阳则生，逆之则死。"

阴阳与人体健康是什么关系呢？

《生气通天论》曰：

"阴者藏精而起极也，阳者卫外而为固也……"

阴是藏精于内不断地扶持阳气的；阳是卫护于外使体表固密的。如果阴不胜阳，其结果是阳气过于亢盛；如果阳不胜阴，其结果是阴气过于亢盛。所以圣人使阴阳平衡，无所偏胜，从而达到筋脉调和，骨髓坚固，血气畅顺。这样，则会内外调和，邪气不能侵害，耳目聪明，气机正常运行。

"凡阴阳之要，阳密乃固……"

阴阳的关键，以阳气的致密最为重要。阳气致密，阴气就能固守于内。阴阳的协调配合，相互为用，是维持正常生理状态的最高标准。

这里《黄帝内经》提出了人体健康的最高标准是阴阳协调。

综上所述，判断一个人的健康，要首看阴阳。

一个人的阴阳状态，首先是先天因素，即出生时大自然的烙印和影响。

李阳波曾经风趣地讲道："我们的气在娘胎里面就建立起来了。可是它并没有马上就使用，因为这个时候母亲代劳，母亲身体的气立调节着它跟气的关系。可是，一旦"哇"的一声下地，天地的感应就打开了你的气立，而首先所使用的气立就是由当时的天道决定的气立。

打个比方，现在是丙寅年（第）五之气，中运是水太过，司天（上半年）是少阳相火，在泉（下半年）是厥阴风木，主气是阳明燥金，客气是太阳寒水。在五之气生下来的孩子，他的气立便马上开动，以使机体跟宇宙的共振规律相协调。

那么，气立有这么多，是哪一个气立最先启动的呢？

就是五之气这个时相框架内的气立最先启动：首先是水运的气立打开，以便与中运发生联系；然后，少阳相火的气立打开，跟司天发生关系；厥阴风木的气立打开，跟在泉发生联系；阳明燥金的气立打开，跟主气发生联系；太阳寒水的气立打开，跟客气发生联系。

这个孩子的初始状态，或者严格地说，作为运动宇宙的一份子，他首先使用了这种运动方式，而这个初始的运动方式，就在一定程度上影响着他的生命进程，他的生长壮老，他的疾病、个性，乃至寿命都会受到这个初始运动状态的影响。

李阳波认为出生时运气的 5 个因素，即年运、司天、在泉、主气、客气共同的作用，在一定程度上决定了一个人一生的阴阳状态。李阳波称之为"禀赋"，本书中用"体质"一词替代。

关于'禀赋'，李阳波又指出："'禀赋'就是寒、热、虚、实等，'禀赋'就是风、寒、暑、湿、燥、火"，并认为：运气学五因素或五层次"这5 个层次的力量对比，哪一个力量大，哪一个就对'禀赋'起决定的作用……""看哪一个力量的重复因素多"。

这里，李阳波为我们指出了研究人体体质的方法论：

第一，看哪一个因素力量大。

第二，看哪一个因素重复的次数多。

在本章第四节中，笔者运用了第一个方法，以力量最大的年运作为决定因素。下面笔者将运用第二种方法，即看哪一个因素重复的次数多。

在上面引用的李阳波的例子里，孩子出生那一年是丙寅年（第）五之气，中运是水太过，司天（上半年）是少阳相火，在泉（下半年）是厥阴风木，主气是阳明燥金，客气是太阳寒水。5 个因素是寒水、相火、风木、燥金、寒水。这里有两个寒水（而且是"水太过"之年），一个相火。两"水"一"火"，显然是"寒"的因素占上风。因此，这孩子体质为偏寒性。寒是阴的属性，寒盛即阴多阳少，因此，孩子的体质偏阳虚。

李阳波并提示了自我观察的方法，"舌象比较容易观察，而且比较容易做到客观"，"如果这个人出生时相框架中，是火热为多的话，这个人的舌质是偏红的"，如果"是寒湿多于火热，那么，这个人的舌质多淡"，"如果是湿的成分多，那么这个人的舌苔多腻"。

笔者将李阳波的方法归纳如下：

1. 如果寒水的重复次数多于相火与君火之和，则此人的体质偏寒，偏阳虚。

2. 如果寒水的重复次数少于相火与君火之和，则此人的体质偏热，偏阴虚。

其余的人可归纳为中性体质。因为年运的作用力大于其他因素。因此，在中性体质中，又可以分为：

1. 如果在水太过之年出生之人，可以归纳为中性偏阳虚。

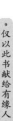

2. 如果在火太过之年出生之人，可以归纳为中性偏阴虚。

3. 其余之人中，如果是在夏天出生的，可以归为中性偏阴虚，而冬天出生之人，可以归为中性偏阳虚。

测出来体质阴虚或阳虚有什么意义呢？

首先，可以防患于未然。当一个人明确自己是属于阴虚或是阳虚的体质后，其防病的措施就有了正确的方向。例如食疗，阴虚体质之人宜以滋阴为主；而阳虚体质之人宜以温补阳气为主。如果反其道而行之，就会使虚的更虚，实的更实。

阴虚和阳虚体质之人易感疾病的时段也是不一样的。例如，阴虚体质之人易于在应寒反温的季节染病。

《调经论》曰：

"阳虚则外寒，阴虚则内热……"

阳虚则生外寒，阴虚则生内热，阳盛则生外热，阴盛则生内寒。

如果阴虚则生内热，脾虚不能运化，必形气衰少，也不能转输水谷的精微，上焦不能宣发，下脘也不通，胃气郁而生热，热气上熏于胸中，因而发生内热。

阳盛则生外热是因为上焦不通，腠理闭塞，汗孔不通，如此则卫气不得发泄散越，郁而发热，所以发生外热。而阴盛生内寒是因为寒气上逆，积于胸中而不下泄。寒气不泻，则阳气必受耗伤，阳气耗伤，则寒气独留，寒性凝敛，营血滞涩，脉行不畅，所以成为内寒。

第七节　特异体质

什么是特异体质呢？

有一位老人，总觉得足底发热，热到大冬天每晚必须把脚露出被外，否则热得无法安眠。这位老人的体质是否异于常人呢？

巧的是，《黄帝内经》也记载了这一情况。

《厥论》曰：

"阳气衰于下则为寒厥……"

阳气衰竭于下，为寒厥；阴气衰竭于下，为热厥。热厥的发热，一般从足底开始，这是因为阳经之气循行于足五趾的外侧端，聚汇到足心，所以若阴经之气衰竭之下而阳经之气偏胜，就会导致足底发热。

可见老人属于阴虚造成的"热厥"。

为什么会出现热厥呢？我们查一查老人出生的日期：年运为"火太过"，司天为"少阴君火"，在泉为"阳明燥金"，主气为"阳明燥金"，客气为"少阳相火"。运气学五因素中，有 3 个是"火"，占了一大半，而且，对人的体质影响最大的是年运，老人就是在"火太过"之年出生的。难怪老人是偏热的阴虚体质。

这提示我们，凡是在运气学五因素中有 3 个以上的因素相同时，很可能对此人一生的体质有重大影响。因此，笔者称这一类体质的人为"特异体质"之人。

再看一个案例。

如果某人出生于 1945 年五之气期间，则年运为金不及；司天为阳明燥金；在泉为少阴君火。五气的主气为阳明燥金；客气为厥阴风木。5 个天气因素之中的阳明燥金占了 3 个，其中之一为年运，而年运的影响最大。因此，此人很可能偏离了金不及之人的一般规律。因其"燥"的因素过强，因此就成为了特殊偏燥体质之人。此人很可能具有"燥"性的典型特征，因此，极易患有燥证。燥则易伤津液，症状为干咳少痰，咽干鼻燥，舌干少津，牙龈红肿，咽喉作痛，干燥无汗，等等。

类似特异体质的人在 60 年一个甲子中的 2/3 年份中都有。各年之中有一到两步（两月为一步）有此类情况。

特异体质人数约占总人口的 25%。辨别的方法是将此人出生日的 5 个因素列出来，相同因素占有 3 个以上者即可能为特异体质之人。如果与实际情况对照，证实此人确实为特异体质之人，则需要本人和家人格外关照。

在特异体质之人中还有一种情况，5 个天气因素之中相同的因素居然占有 4 个。例如：1968 年三之气出生（5/21[①] ～ 7/22）的人。这一年的年运为火太过；司天为少阳相火；在泉为厥阴风木，三之气的主气为少阳相火，客气为少阳相火。5 个因素中火的因素占 4 个，并且此人的年运为火太过之年。因此，此人极大可能为热性体质，易患热病，在夏季易病，在冬季的应寒反

① 注：5/21，时间表示方法，即 5 月 21 日，下同。

温时易病，等等。这类特异体质的人在人口中只占 2% 左右，在每一个甲子之中，只出现 8 次。

综上所述，如果 5 个天气因素中有 3 个以上因素相同者，如相同因素为木者，易患风证；相同因素为火者，易患热证；相同因素为土者，易患湿证；相同因素为金者，易患燥证；相同因素为水者，易患寒证。

下面列出 5 种体质不舒服时的典型症状，供读者参考：

1. 燥性体质：燥则易伤津液，症状为干咳少痰，咽干鼻燥，舌干少津，牙龈红肿，咽喉作痛，干燥无汗等。

2. 风性体质：往往与其他因素结合在一起。例如，风热为发热、咳嗽、口渴、舌红苔黄、口燥目赤等；风湿为骨节烦痛，不得屈伸，按之则痛等；风寒为恶寒重而发热轻，头身痛，鼻塞流涕，舌苔薄白等；风燥证为头痛发热，恶寒无汗，鼻塞，唇干，咽干，干咳，舌苔薄白而干等。

3. 热性体质：发热，呼吸粗壮，红肿热痛，便秘尿黄，烦躁，口渴，舌红，苔黄干，面红目赤，头痛，口舌生疮等。

4. 湿性体质：全身疼痛，四肢沉重，头昏重，倦怠嗜卧，舌苔白腻，呕吐，便溏，关节疼痛，腹账，尿短赤等。

5. 寒性体质：恶寒喜暖，口淡不渴，面色苍白，手足厥冷，小便清长，大便稀溏，舌淡苔白，头疼发热，寒热往来等。

上面谈到"风"的因素往往与其他因素结合在一起，形成"风湿""风热""风寒""风燥"种种症状。因此，如果一个人出生运气学的 5 个因素中，其中厥阴风木占了 2 个以上，并且另一个因素重复 2 次以上，也应引起我们的重视。

例如，1947 年"三之气"（5/22 ～ 7/23）出生之人。年运为"木不及"，司天为"厥阴风木"，在泉为"少阳相火"，主气为"少阳相火"，客气为"厥阴风木"。五因素中两个为"湿土"，两个为"风木"。

此人可能偏于"风湿"体质。

再如，1956 年六之气（11/22 ～ 1/19/1957）。年运为"水太过"，司天为"少阳相火"，在泉为"厥阴风木"，主气为"太阳寒水"，客气为"厥阴风木"。五因素中风木占二，寒水占二。

此人可能偏于"风寒"体质。

再如，1957 年五之气（9/23 ～ 11/21）出生之人。年运为"木不及"，司天为"阳明燥金"，在泉为"少阳君火"，主气为"阳明燥金"，客气为"厥阴风木"。五因素中燥金占二，风木占二。

此人可能偏于"风燥"体质。

以上分析了"风木"与其他因素结合的情形。那么，"燥"与"热"，"寒"与"湿"，"湿与热"相结合又将如何呢？

例如，1945 年二之气（3/21 ～ 5/20）出生之人，年运为"金不及"，司天为"阳明燥金"，在泉和主气为"少阳君火"，客气为"少阳相火"。五因素中"燥"占二，"火"占三。

此人可能为偏"燥热"体质之人。

又如，1946 年六之气（11/23 ～ 1/20/1947）出生之人。年运为"土不及"，司天为"太阴湿土"，在泉为"太阳寒水"，主气和客气都是"少阴君火"。五因素中，"湿"占二，"热"占二。

此人可能为偏"湿热"体质之人。

以上 3 种情况是两个因素结合而产生的。因此具有两个因素各自的特征。例如，"寒、湿"可能由"寒"而产生，也可能由"湿"而产生。

应当指出的是，以上推算的结果，指的是这时出生之人属于这种情况的可能性较大。而推算的情况还需要与此人现实的情形相对照，才能决定是否确实属于这种情况。

第八节　年内健康预测的方法

年内预测指的是，按年度进行这一年之内的人类总体的健康预测。因此，不同于上几节讨论的个人健康预测。进行年内预测的目的，是为在下两节讨论的天人加临理论，提供天气方面的预测基础。

总的构想是，把一年分为 6 步，每步两个月，再按每一步中运气学的 5 个因素进行预测。

这里的年是指运气历的年，从 1 月 20 日"大寒"开始，止于来年 1 月 19 日。

由于运气学 5 个因素中有 4 个因素属于六气范畴，因此，下面我们来探讨六气与健康的关系。

《至真要大论》曰：

"阴司天，风淫所胜……"

厥阴司天，风气淫胜。人们多病胃脘，心部疼痛，饮食不下，食则呕吐，冷泻，腹胀，便溏泄，小便不通，病的根本在脾脏。

少阴司天，热气淫胜。人们多病胸中烦热，咽喉干燥，右胁胀满，皮肤疼痛，寒热，咳喘，唾血……病的根本在肺脏。

太阴司天，湿气淫胜。人们多病浮肿，骨痛阴痹，腰脊头项疼痛，时时眩晕，大便困难，阳痿，饥饿而不欲进食，咳唾则有血，心悸如悬，病的根本在肾脏。

少阳司天，火气淫胜。人们多病头痛，发热恶寒而发疟疾，皮肤疼痛，小便黄赤，传于里则为水病，身面浮肿，腹胀满……病的根本在肺脏。

阳明司天，燥气淫胜。人们多病在两胁疼痛……咳嗽，腹中鸣响，暴注泄泻，大便稀溏，心胁突然剧痛，不能转侧，咽喉干燥……眼角疼痛，病的根本在肝脏。

太阳司天，寒气淫胜。人们多病血脉变化于内，发生痈疡，厥逆心痛，呕血，便血……胸胁胃脘不舒，面赤目黄，善噫气，咽喉干燥……病的根本在心脏。

这里《黄帝内经》明确地指出，六气偏盛则其所不胜之气受邪，即其气相克之气受邪。

厥阴风木盛：木克土，则脾土受邪。

少阴君火盛：火克金，则肺金受邪。

少阳相火盛：火克金，则肺金受邪。

太阴湿土盛：土克水，则肾水受邪。

阳明燥金盛：金克木，则肝木受邪。

太阳寒水盛：水克火，则心火受邪。

《黄帝内经》指出，六气偏盛，其本身也会受邪。

《至真要大论》曰：

"厥阴之胜，耳鸣头眩，愦愦欲吐……"

厥阴风气偏胜，发为耳鸣头眩，胃中翻腾混乱而欲吐，胃脘横隔处寒冷；人们多病两胁气滞，化而成热，则小便黄赤，胃脘当心处疼痛，肠鸣飧泄，少腹疼痛。

少阴热气偏胜，则病心下热，常觉饥饿，脐下有动气上逆，热气游走三焦；人们病呕逆，烦躁，腹部胀满而痛，大便溏泄，传变变成血痢。

太阴热湿偏胜，火气郁于内则蕴藏酿成疮疡，流散在外则病生于两胁，甚则心痛，热气阻格在上部，所以发生头痛，喉痹，项强；胃中满闷；时时泄泻如注，足下温暖，头部沉重，足胫浮肿，水饮发于内而浮肿见于上部。

少阳火气偏胜，热气客于胃，烦心，心痛，目赤，欲呕，呕酸，易饥饿，耳痛，小便赤色，易惊，谵妄；暴热之气消烁津液，人们少腹疼痛，下痢赤白。

阳明燥金偏胜，则清凉之气发于内，左胸胁疼痛，大便溏泄，内则咽喉窒塞，外发为疝；人们病胸中不舒，咽喉窒塞而咳嗽。

太阳寒气偏胜，发病为痔疮，疟疾，寒气入胃则生心病，阴部生疮疡，筋肉拘急麻木，血脉凝滞，目珠疼如脱出，寒气入于下焦，传变成为水泻。

综上所述，六气偏盛时，其本气和被克之气，分别由于"太过"和"不及"而可能受邪。天人相应，天人同理，自然界与人体相应部位的反应是一致的。

由此，六气与人体健康的规律如下表（表3-4）。

表3-4　六气与病位

厥阴风木主气	病位在肝、脾
少阴君火主气	病位在心、肺
少阳相火主气	病位在心、肝
太阴湿土主气	病位在脾、肾
阳明燥金主气	病位在肺、肝
太阳寒水主气	病位在肾、心

应用于年内预测，其方法为：

1. 列出每一步（两个月）的运气学五因素。

2. 对于每一个脏腑，列出五因素中相同的六气，以及克制它的六气。

3. 计算每一个脏腑六气因素的总和。

4. 由多到少，将六气因素之和排列。这就是五脏受邪负担的大小。

例如，2006年六之气（11/21/2006 ～ 1/19/2007），年运为"水太过"，

司天和主气为"太阳寒水"，在泉和客气为"太阴湿土"。3个"水"，两个"土"。"土"克"水"，因此，人体中肾受邪的负担为5，其中3个"水"为同气因素，两个"土"为相克因素；而"水"克"火"，因此，心火受邪的负担为3，均来自相克因素；脾土本身受邪负担为2，但来自同气因素，肝木与肺金的负担为零。

因此，2006年六之气五脏负担的排列如下表（表3-5）。

表3-5 2006年六之气与五脏负担

肾水负担最高，为5
心火负担其次，为3
脾土负担再次，为2
肝木负担最小，为0
肺金负担最小，为0

应用这一方法，我们可以做如下两种排列：

第一，按六步排列。每一步将五脏按受邪负担大小排列，找出每一步疾病预防的重点。

第二，按五脏排列。每一脏按六步受邪负担大小排列，找出每一脏在一年之内负担最大的时段，作为预防重点。

第一种方法适合应用于大范围的人群，可以作为公共疾病预报、预防的方法。

第二种方法适合应用于个人。每个人可以根据自己的情况，找出哪些时段是自己的个人预防重点。

天气既是致病的因素，也是治病的因素。这个"致"与"治"虽然音相同，但"义"却完全相反。如何借天气之助，来益于自己的五脏和健康，这一点将在下面章节讨论。

这一方法，笔者称之为预测甲法，另一方法，预测乙法，将在下面介绍。

第九节 天人加临理论

这里"天人加临"是指天气和人体共同作用对于健康的影响。"天人加临"是从运气学里的"主客加临"一词变化出来的。这一理论是应用于个人的预测方法。

《至真要大论》曰：

"夫百病之生也，皆生于风寒暑湿燥火，以之化之变也。"

《黄帝内经》断言，百病皆生于"风、寒、暑、湿、燥、火"，即生于六气。应该如何理解呢？

《八正神明论》曰：

"星辰者，所以制日月之行也。八正者，所以八风之虚邪以时至者也。四时者，所以春秋冬夏之气所在，以时调之也。八正之虚邪而避之勿犯也。以身之虚而逢天之虚，两虚相感，其气至骨，入则伤五脏，工候救之，弗能伤也。故曰：天忌不可不知也。"

这里关键是："以身之虚而逢天之虚，两虚相感，其气至骨。"

换言之，如果人体强健，仅仅天气因素是不足使人生病的。《黄帝内经》多次表达过这一思想，诸如："正气存内，邪不可干。"

在前几节中，我们讨论了自然界的"太过"和"不及"状态，例如"年运"的"太过"和"不及"。

那么，人体的五脏有无"太过"和"不及"的状态呢？

在《脏气法时论》中归纳如下：

肝气实：两胁下疼痛牵引少腹，使人多怒。

心气实：胸中痛，胁部支撑胀满，胁下痛，胸膺部、背部及肩胛间疼痛，两臂内侧疼痛。

脾气实：身体沉重，易饥，肌肉痿软无力，两足弛缓不收，行走时容易抽搐，脚下疼痛。

肺气实：喘咳气逆，肩背部疼痛，出汗，尻、阴、股、膝、髀骨、足等部皆疼痛。

肾气实：腹部胀大，胫部浮肿，气喘，咳嗽，身体沉重，睡后出汗，恶风。

肝气虚：两目昏花而视物不明，两耳也听不见声音，多恐惧，好像有人要逮捕他一样。

心气虚：胸腹部胀大，胁下和腰部牵引作痛。

脾气虚：腹部胀满，肠鸣，泄下而且有食物不化。

肺气虚：少气，呼吸困难而难于接续，耳聋，咽干。

肾气虚：胸中疼痛，大腹和小腹疼痛，四肢厥冷，心中不乐。

此外，《玉机真脏论》中也论述到：

肝气太过会使人记忆力衰退，精神恍惚，头昏而两目视物眩转，而发生颠顶疾病；

肝气不及会使人胸部作痛，牵连背部，往下则两侧胁肋部位胀满。

心气太过会使人身体发热，皮肤痛，热邪侵淫成疮；

心气不及会使人心虚作烦，上部出现咳嗽涎沫，下部出现矢气下泄。

脾气太过会使人四肢不能举动；

脾气不及则使人九窍不通。

肺气太过会使人气逆，背部作痛，愠愠然郁闷而不舒畅；

肺气不及会使人呼吸短气，咳嗽气喘，其上逆而出血，喉间有喘息声音。

肾气太过会使人精神不振，身体懈怠，脊骨疼痛，气短，懒于说话；

肾气不及则使人心如悬，如同腹中饥饿之状，季胁下空软部位清冷，脊骨作痛，少腹胀满，小便失常。

《黄帝内经》成书以来，中医在脏腑辨证方面有了很多发展和变化，现在已经很少有人使用五脏"太过""不及"的概念了。本书为了阐述《黄帝内经》的理论，从始至终在脏腑辨证方面采用"太过"和"不及"的概念。

那么，如何与现代的中医概念体系相衔接呢？

这就需要找出两者的对应点。

在脏腑辨证时，现在中医的哪些症状是《黄帝内经》讲的"太过"呢？

以肝为例。笔者认为，当春季木气旺盛之时，如果人体也出现肝气过于旺盛的情况，则这种症状属于"太过"，因此凡是肝火亢盛的症状都是属于"太过"。肝火亢盛的原因是肝阴虚，因此凡是肝阴虚的症状皆属肝"太过"，反之，凡是肝阳虚的症状皆属肝"不及"。与此相同的有心和脾。这是春夏。

秋冬与此相反。冬季阳虚之人易病。天寒者，天之太过也；阳虚者，人之太过也。天之太过叠加人之太过，这是阳虚之人易病的原因。因此，肾阳虚为肾"太过"，肾阴虚为肾"不及"。与此相同的还有肺。

综上所述，这一规律为，对应春夏的脏腑，阴虚为"太过"，阳虚为"不及"；对应秋冬的脏腑，阳虚为"太过"，阴虚为"不及"。

如何理解这一规律呢？

一年四季，每一季都有其旺盛之气。春季木气旺，夏季火气旺，长夏湿气旺，秋季燥气旺，冬季寒气旺。每一季节相应的脏腑，如果其气过于旺盛，人体就会生病，这就是"太过"。春夏热气偏胜，因此以阴虚阳亢为"太过"；秋冬寒气偏胜，因此以阳虚内寒为"太过"。

春季肝火亢盛为肝"太过"（肝阴虚）。

夏季心火亢盛为心"太过"（心阴虚）。

长夏湿热蕴脾为脾"太过"（脾阴虚）。

秋季风寒犯肺为肺"太过"（肺阳虚）。

冬季肾虚水泛为肾"太过"（肾阳虚）。

总之，五脏"太过"时，在其相应的季节容易犯病。

五脏"太过"的相反一面就是"不及"。五脏如果"不及"，则在相克的季节容易犯病。

金克木，则肝木"不及"者易在秋季发病。

水克火，则心火"不及"者易在冬季发病。

木克土，则脾土"不及"者易在春季发病。

火克金，则肺金"不及"者易在夏季发病。

土克水，则肾水"不及"者易在长夏发病。

研究五脏"太过""不及"的概念对于我们有什么现实意义呢？

它可以使我们趋利避害。

例如，如果你知道自己属于心火"太过"，则在夏季应多注意预防；如果你知道自己属于心火"不及"，则夏季旺盛的火气与你心火互补，对你健康有利。这一点在下面第四、五章将详细论述。

但是，什么原因会造成人体五脏的"太过"或"不及"的状态呢？

前几节我们探讨过，出生时天气的"太过"或"不及"可以直接造成相应的人体状态。

如果这一年天气属于"太过"状态，加临到人体的"太过"状态；或者天气的"不及"状态，加临到人体的"不及"状态，其后果如何呢？

可以推论，人体维护健康的能力有一个上限，有一个下限。如果超过了上、下限，人体就会"受邪"而生病。

生病也是人体智慧的体现。人体以此（生病）"丢卒保车"或"丢车保帅"，以维护其他更重要的脏腑和功能，并以此报警，争取外援，达到保护整体生命的目的。一般人生病后，都会休息和看医生，这就是人体所期待的。因为休息可以给人体更多的能量，以对抗疾病。医生会以种种医疗手段来帮助人体驱逐外邪。

为了说明人体健康与天气的关系，我们可以构造这样一个理论模型：

A. 假定人体正常健康水平为 50；天气正常水准也为 50；两者相加为 100；这代表了人体健康时天人加临的状态。

B. 人体健康的上限为 120，下限为 80，就像人体血压的正常值范围一样。

当天气作用于人体时，在正常情况下，人体的压力值为 100，以此来保持人体健康。如果压力值超过 120，人体就会因"太过"（类似于血压过高）而生病；如果压力值低于 80，人体会因"不及"而生病（类似于血压过低）。

假定有人生于"木太过"之年，其"肝气"高于常人，为 60；而本年又逢"木太过"之年，年运对肝木的影响力也从常年的 50，升高为 60。这时，两者加临的压力值已经达到 120，已经到了危险的边缘。如果"司天""在泉"或"主气""客气"又出现了对肝木不利的影响，则此人很可能将病于"太过"的天气。

同理，假如有人出生于"木不及"之年，其"肝气"为 40，低于常人水平，而此年为"木不及"之年，再加上其他因素，天气因素的压力值之和为 30。这样，40+30=70，则此人很可能病于"不及"。

让我们回顾一下王仲宣的案例。

王仲宣生于不利于肝木的年份（公元 177 年，"木不及"之年），因此肝弱。王仲宣 20 岁这一年是公元 197 年，年运为"木不及"，使王仲宣染上疠风。王仲宣与张仲景相遇，得到了张仲景的大病在身的警告。

可惜王仲宣没有感觉到任何症状，因此没有采纳张仲景的药方。而当王仲宣 43 岁时（公元 217 年），又是"木不及"之年。"木不及"的年运削弱了王仲宣的肝木，而过盛的金气严重地影响了肝木（金克木）。这就解释了疠风病为什么在这一年发作。"天虚"加"人虚"，致使其病情急剧恶化，致使王仲宣病重不治。

这样的推论是否合理呢？请读者思考。

因此，《黄帝内经·调经论》讲："百病之生，皆有虚实。"

明白了这个道理，再来看《黄帝内经》下面这段话，就容易理解了。

《平人气象论》中讲到：

春见秋脉，故预测其到了秋天就要生病。

夏见冬脉，故预测其到了冬天就要生病。

长夏见冬脉，这是火土气衰而水反侮的现象，故预测其到了冬天就要生病。

（秋季）若毛脉中兼见弦象，这是金气衰而木反侮的现象，故预测其到了春天就要生病。

（冬季）若沉石脉中兼见钩脉，是水气衰而火反侮的现象，故预测其到了夏天就要生病。

为什么"春见秋脉"就可以预测秋天生病呢？

"春见秋脉"，说明秋天出现的脏气（肺气）太过，以致于在春天就可以感觉出来，等到了秋季，天气中的金气旺盛，天人加临，超出了人体 120 健康的上限，因此可以预见其将发病。"冬见夏脉"等，均可类推。

李阳波有一个案例。他曾经在冬季为一老人诊脉，发现老人为"夏脉"，于是对老人家属建议服石膏等寒性药，以克制老人体内太过的热性，并预言说，如不服药，第二年夏天会出大问题。但因为老人刚刚经过西医检查，没有发现问题，于是并未服药。遗憾的是，第二年夏天老人果然发病，一周后去世。当笔者读到这个案例时，忍不住要引用张仲景当王仲宣不肯服药时曾说的一句话："君何轻命也！"

这一案例是"冬见夏脉"的最好注释，也是天人加临理论的最好注释。

天人加临理论可以应用到许多方面。

首先可以应用于"人体三角"关系的防病和调理方面。

试以"金年"出生之人为例：

上面我们曾经分析过，"金太过"之年出生之人，五脏中受天气不利因素影响最多的是"肝"，其次是"肺""心"。肝易病于"不及"；肺易病于"太过"；心易病于"不及"。

"金太过"之人三岁时会逢"火不及"之年，金本太过，此年的"火"弱不能制"金"，致使肺金病于"太过"的可能性更大。因此，"金太过"之年出生之人每逢"3"的岁数（13、23、33岁等），应当预防肺金病于"太过"。其次应预防的是每逢"10"的岁数（10、30岁等）。因为"天干"每10年为一周期，因此，出生时的不利天象因素（"金太过"之年）10年后又一次降临。

对于肝脏，"金太过"之年出生之人，首先应加强预防逢"7"的岁数，因为这一年是"木不及"之年，肝本不及，天气又是"不及"，应提防肝脏病于"不及"。其次是逢"10"之岁，理由同上。

对于心脏，"金太过"之年出生之人，首先应预防逢"3"和逢"6"的岁数，因为这两个年份分别是"火不及"和"水太过"之年。水能克火，因此需要预防心火，避免病于"不及"。其次是预防逢"10"之岁。

再来看"金不及"之年出生之人。金不及之年出生之人是肺"不及"，和心"太过"、肝"太过"。这3个脏腑都需要注意逢"10"之岁。因为这是与出生相同的"金不及"年份。

对于肺，需要预防逢"3"（"火太过"）的岁数，因为火能克金。

对于心，需要预防逢"3"和逢"6"的岁数，分别是"火太过"和"水不及"，需要预防这两年心火病于"太过"。

对于肝，需要预防逢"7"的岁数，这一年是"木太过"之年，要预防"太过"之病。

前面提到过，天气是致病因素，也是治病因素。

例如，"金太过"之年出生之人，如果肺有慢性问题，则逢"8"的岁数（火太过）能克治"金太过"。而逢"5"的岁数（金不及），也能平和肺的"太过"，使肺得到天助。因此，这两年是调理肺的最佳时段。

同理，"金太过"出生之年调理肝的最佳时段为逢"2"（木太过）和逢"5"（金不及）的岁数。而调理心火的时段为逢"8"（火太过）和逢"1"（水不及）的岁数。

天人加临理论还可以应用于特异体质之人。

打住！笔者忽然觉得这一段是不是太枯燥了？读者恐怕在打瞌睡吧。咱们换个有趣点儿的题目。

为什么《黄帝内经》断言，百病生于六气，并说"风为百病之长"？看来这一定与人体的构造有关。

俗话说，"天心难测"。让我们来猜一猜老天爷在造人时，脑子里转的是什么主意。

《黄帝内经》将动物分为5类，有羽毛的叫"羽虫"，像人这样的叫倮虫，这倒是符合人不着装时的形容。古人认为：人为倮虫之长，而倮虫是属土的。从方向上说，属土的居中央。从一年四季看，属土为长夏，在一年的正中间。前有春夏，后有秋冬。看来，老天爷给了人一个特殊的地位，不前不后，不左不右。《黄帝内经》也讲，上有天，下有地，中间有人。又讲，人气在天气与地气的相交之处。

但是，老天爷并没有说人类应当以自我为中心，视万物为奴仆。

老天爷对人类的期望是什么呢？

佛家印光大师有段话讲得非常精彩：

"人为倮虫之长，身不过数尺，寿不过数旬，竟与高厚悠久莫测之天地并称三才，其义何属？

须知才者，德能之称。天以普覆万物、生成化育为德能。地以普载万物、含养滋培为德能。人以赞天地之化育，继往圣、开来学为德能，设无人之德能，则天地之德能犹有所憾。由得人参赞继开之德能，俾天地之德能，圆满充足，竖穷三际，横遍十方。人与天地并称三才者，此也。"

印光大师认为人类的意义在于"继往圣、开来学"。真乃画龙点睛之笔！

从现代科学的角度看，人属于恒温动物。恒温动物有什么要求？有什么弱点呢？科学家认为：

恒温动物调节体温主要经由：

（1）控制代谢产生之热能。

（2）对热的保留或散失维持平衡。

不过，恒温动物对体温的调节，也是有一定的限度。恒温动物在寒冷时，调节体温的方式有：

（1）皮肤中毛细血管收缩，减少流经皮肤的血液，以达到减少体热的散失。

（2）增加食欲，以获得能量。

（3）肌肉颤抖增加体热。

当天气炎热与运动后，调节体温的方式有：

（1）皮肤血管扩张，使血液大量流入皮肤，有助于体热的发散。

（2）食欲减退。

（3）活动迟缓。

（4）透过皮肤的汗腺排出汗液，汗液蒸发有助散热。

人是恒温的动物，体内所有的代谢活动有固定的温度范围，不可以在太高温或太低温的环境下运作。若是在太低的温度下，则代谢迟缓，导致中枢神经功能失常而陷入昏迷；若是在太高的温度下，代谢不但过速，而且体力耗竭，同时也可能造成肌肉痉挛，甚至昏迷。

看来人穿衣服首先是为了满足人体恒温的需要。而风却往往把人的保暖安排搞乱了。穿多了，风不来，太热了；穿少了，风突然来了，又冷了。忽冷忽热，于是人就生病了。难怪《黄帝内经》讲"圣人避风，如避矢石"。风来时，如夹湿，为"风湿"；如夹寒就为"风寒"；如夹热，为"风热"。无论哪一种，都会打乱人体已经适应的环境，暴露人体虚弱的环节，而病邪则可能乘虚而入。这也许就是"六气为病""风为百病之长"的真实含义。

这时再看天人加临理论对特异体质之人的意义，就更清晰了。设想前面我们提到的那位"足下生热"的长者，如逢"火太过"之年，两热天人加临，后果如何呢？

每逢酷暑之时，报纸上总会报道有一些老年人未能扛过去，即使有空调也不行。我们可以推测，这些老年人是否是体质偏热之人呢？

再如，体质偏"风湿"之人，如遇到天气偏"风湿"之年；体质偏"燥热"之人，如遇到天气偏"燥热"之年，都会遇到同样的问题。因此，运用天人加临的运气学理论，我们就可以预测不利于人体健康的天气因素和年份，就像天气预报一样。

第十节 "天人加临"理论的数理模型

任何一门科学，总是有定性和定量的分析。定性分析是对事物质的把握，定量的分析是质分析的精细化。定量分析要以定性分析为前提，而定性分析需要量的深化，两者互为补充。

我们知道，定量化是中医的弱项。这一不足之处，在古代可以接受，因为那时其他各学科也都处于最基本的原始状态。相对而言，《黄帝内经》的五运六气学说以其系统性、复杂性、高度概括性而傲居于各学科之上。时至今日，各个学科都已经大大发展，中医也应进入数字化、定量化的时代。现代个人计算机的普及和高度发展，已经为之提供了雄厚的物质基础，所欠缺的是适合中医的数理模型。

根据《黄帝内经》天人合一、天人相应的思想，结合现代名医李阳波的研究，笔者提出了"天人加临"的理论。下面我们将探讨如何古为今用，建立一个适合现代人掌握的数理模型。

这个模型分为 3 个部分：人体部分、天气部分、天人加临。

人体部分：在本章第四节中，我们讨论了"人体三角"关系，为了方便读者，现抄录如下（表 3-6）。

表 3-6 太过之年与病位

木太过之年病位：脾土、肝木和肺金

火太过之年病位：肺金、心火和肾水

土太过之年病位：肾水、脾土和肝木

金太过之年病位：肝木、肺金和心火

水太过之年病位：心火、肾水和脾土

木不及之年病位：肝木、肺金和脾土

火不及之年病位：心火、肾水和肺金

土不及之年病位：脾土、肝木和肾水

金不及之年病位：肺金、心火和肝木

水不及之年病位：肾水、脾土和心火

脏腑虚实的规律是，凡"太过"之年出生之人，其与"年运"同气之脏为"太过"，其余两脏为"不及"；凡"不及"之年出生之人，其与"年运"同气之脏为"不及"，其余两脏为"太过"。

仅以此书献给有缘人

例如，"火太过"之年出生之人的心火为"太过"，肾水和肺金为"不及"；而"火不及"之年出生之人的心火为"不及"，而肾水和肺金为"太过"，其余脏腑为平气。

我们假定："平气"脏腑的作用力为50；"太过"脏腑为60；"不及"脏腑为40。其结果列表如下（表3–7）：

表3–7　十类人五脏数值表

"木太过"之年出生之人	肝 60	心 50	脾 40	肺 40	肾 50
"火太过"之年出生之人	肝 50	心 60	脾 50	肺 40	肾 40
"土太过"之年出生之人	肝 40	心 50	脾 60	肺 50	肾 40
"金太过"之年出生之人	肝 40	心 40	脾 50	肺 60	肾 50
"水太过"之年出生之人	肝 50	心 40	脾 40	肺 50	肾 60
"木不及"之年出生之人	肝 40	心 50	脾 60	肺 60	肾 50
"火不及"之年出生之人	肝 50	心 40	脾 50	肺 60	肾 60
"土不及"之年出生之人	肝 60	心 50	脾 40	肺 50	肾 60
"金不及"之年出生之人	肝 60	心 60	脾 50	肺 40	肾 50
"水不及"之年出生之人	肝 50	心 60	脾 60	肺 50	肾 40

其次讨论天气部分。

让我们先复习一下五行的相克关系：

木克土；火克金；土克水；金克木；水克火。

在本章第八节我们以同气和相克因素之和作为健康负担的度量（即预测甲法）。这一方法有个缺点，就是没有考虑年运"太过"和"不及"的因素。现在，我们加入"太过"和"不及"因素。笔者称之为预测乙法。

假定运气学五因素中，每一个因素的作用力为"5"，如有重复，则按重复次数乘以"5"计算；对于这一因素的相克因素的作用力为"–5"；如有重复，则按重复次数乘以"–5"计算。运气学五因素的作用力之和，则以相加结果计算。

例如，2007年丁亥年"初之气"（1/20 ～ 3/19）的五因素为：①年运"木不及"；②司天"厥阴风木"；③在泉"少阳相火"；④主气为"厥阴风木"；⑤客气为"阳明燥金"。

下面分析在 2007 年"初之气"的时段中，运气学五因素分别对五脏的作用力指数：

对于肝木："木"的因素重复 3 次，作用力为"15"，克"木"的"金"的因素一次，作用力为"–5"，运气学的五因素作用力为："10"［15+（–5）=10］。

对于心火："火"的因素为 1 次，作用力"5"；无相克因素（水），因此，运气学的五因素作用力为"5"。

对于脾土：无"土"因素；克"土"的因素（木）重复了 3 次，其作用力为"–15"，因此，运气学的五因素作用力为"–15"。

对于肺金：有一个"金"的因素和一个相克因素（火），使之抵消。因此，五因素的作用力为"0"［5+（–5）=0］。

对于肾水：无相关因素。因此，运气学五因素作用力为"0"。

假定正常天气的作用力为"50"，因此，天气合力是正常天气值与丁亥年初之气五因素的作用力之和。

因此，2007 年丁亥年初之气，天气合力见下表（表 3–8）。

表 3–8 2007 年初之气天气合力表

肝 60	心 55	脾 35	肺 50	肾 50

这里，我们不仅看到了天气作用的大小，而且看到了其虚实的作用力方向。

最后，我们讨论"天人加临"部分。

天人加临的结果可能有 3 种：

第一种：人体某一脏气"太过"，又逢天气"太过"。

第二种：人体某一脏气"不及"，又逢天气"不及"。

第三种：人体"太过"逢天气"不及"；或者人体"不及"逢天气"太过"。

在第一、第二种情况下，人体有可能病于"太过"或"不及"；而第三种情况是人体与天气互补，有益于人体健康。

举例来说，丁亥年初之气，"木太过"之人其天人加临作用的合力见下表（表3-9）。

表3-9 "木太过"之人天人加临作用合力表

人体作用力	肝 60	心 50	脾 40	肺 40	肾 50
天气作用力	肝 60	心 55	脾 35	肺 50	肾 50
天人加临值	肝 120	心 105	脾 75	肺 90	肾 100

再假定，人体健康有20%的余地，即如果天气和人体都正常，天人加临值为100，而人体在80与120之间，可以维持健康；如果超过120，人体可能病于"太过"；如果低于80，人体可能病于"不及"。

根据以上"天人加临值"，我们做出"木太过"年出生之人在2007丁亥年初之气的健康预测：

脾土：可能病于"不及"（75，低于80的下限）。

肝木：可能病于"太过"（120，临界值）。

其余脏腑受邪的可能性较小，其中尤以肾水的不利影响最小，生病的可能性也最小。

需要指出的是，天人加临的这一模型，是评估五脏中健康风险的大小。应该从这个意义来理解其计算结果。

再如，丁亥年初之气对于出生于"木不及"之年人的影响见表3-10。

表3-10 "木不及"之人天人加临作用合力表

人体作用力	肝 40	心 50	脾 60	肺 60	肾 50
天气作用力	肝 60	心 55	脾 35	肺 50	肾 50
天人加临值	肝 100	心 105	脾 95	肺 110	肾 100

可见出生于"木不及"之年之人的五脏的健康风险都较小。其中，由于出生于"木不及"之年，影响到肝木使其不足，但由于天气恰逢"木太过"（年运为木，司天为风木，主气为风木），两者互补，反而达到了理想的均衡状态。

第十一节 神机、气立与天人加临

《黄帝内经》对神机、气立提到的不多。对于神机，只提到了 2 次；对于气立，只提到了 3 次。

而李阳波非常重视这两个概念，在书中提到十几次之多。这可能是李阳波的又一个方便法门。

李阳波认为，生物体内有一套密码，专门跟气候的变化发生联系，这就是"气立"；而"神机"是"借助后天的营养，在气立的协同下，完成生长壮老已的过程"。

李阳波并根据"天人相应"的理论，具体指出，"根于中者有五：心、肝、脾、肺、肾……以及手足三阴三阳（经络），此所谓'神机'者也"，"根于外者有五：风、寒、燥、湿、热。细之则为五运六气……此所谓'气立'者也"。他还总结到："故病分中外，中病者'神机'之病也；外病者，'气立'之病也。"

李阳波为什么这么重视神机与气立呢？这是因为"审查病机则知，'气立'所病属何（什么）司天、何在泉、何主气、何客气；'神机'所病之属何脏、何腑、何阴、何阳"。人体之病"或者是'气立'产生的病，或者是神机产生的病，或者是'气立'危及到了神机"。

神机、气立的问题是如何产生的呢？首先是天生的禀赋。李阳波认为"禀赋就是寒热虚实等，禀赋就是风、寒、暑、湿、燥、火，而风、寒、暑、湿、燥、火也就是'气立'的问题。你风的'气立'开得太过，你就会出现风的症状；你少阳的'气立'开得太过，你就会出现火热的症状"。

本书用了大量篇幅，逐一计算出了 30 年每一步两个月的体质（见第四章），并特别强调特异体质，其根据就在于李阳波的"气立观"。笔者认为这是李阳波发展《黄帝内经》的"气立"概念而做出的一个贡献。

分别神机与气立有什么实用价值呢？

分析李阳波书中的十几个案例，笔者认为，如果一个人固定在同一个时段犯病，可以认为是气立的问题。气立问题的特点是，它与天时关系最密切，但与五脏的强弱关系不太密切。

比如，李阳波书中第93页讨论的咳嗽患者。此人出生于"水太过"之年，每年五之气咳嗽。

"水太过"之人的弱脏依次为心、肾、脾，而咳嗽在五之气阳明燥金主令之时，显然是受燥金的影响大，通过气立影响到了肺（神机）。

李阳波认为，从治法上看，"气立的根在外。所以治气立可以内服，也可以不内服，我经常喜欢用外洗的方法，这是以外治外，显得更直接"。

从这一案例可以看出，李阳波治病的特点是，首先考虑生病时天气的作用，再根据气立、神机的分析，决定何种方法更为直接有效。

李阳波虽然没有直接使用"天人加临"这个词，但纵观全书，处处有"天人加临"的意思。李阳波讲的"人神通应""天人感应""宇宙神系的共振作用""唯象决定论""形态发生场""宇宙生物观""气立阀门""开方是开时间"等概念，其核心与"天人加临"是一个意思。这是理解李阳波思想的一个方便法门。

李阳波认为，气立的病态有两种，"这个故障可能是'气立阀门'开得过大，或者'气立阀门'开得过小，也就是太过或不及都会导致不正常状态的发生，这种状态我们就叫它作病态"。

在书中第91页，李阳波讲了一个案例。他预测一位西医将在1986年患肺与大肠的病，其根据是此人"少阳开得太过，等到老天爷的火热开关打得很大的时候，这时候内外合邪，也可以说里应外合……因此她就选了在今年发病"。这是一个"天人加临"对健康不利的例子。

李阳波还讲了一个"天人加临"对健康有利的例子。在介绍一个痔疮方子时，李阳波说："痔疮乃西方之病，大肠之病，故应考虑从阳明治之。阳明易受风火之施，故此方于风火之年用之效果佳。"

为什么风火之年用之效果佳呢？

这里是借天之助。阳明为金，风为木，木强则反侮金。而火性克金。在风气或火气主令时，木和火两面夹攻肺金，克制其"太过"之气，痔疮方可借此天助，自然效果奇佳。不仅痔疮方如此，任何调理身体的方法，如果借天之助，效果都会特别好。

2007年就是风火之年。2007年上半年厥阴风木主令，下半年少阳相火主令。

第十二节 李阳波方法论的特点

读完《开启中医之门》，笔者不由得对李阳波十分佩服。因为李阳波不仅是一位出色的中医师，同时又是一位杰出的思想家。

作为一位出色的中医师，我们佩服他高超的医术；作为一位杰出的思想家，我们佩服的是他思想的深度和广度。

一个人，如果取得了这两项成就中的任何一项，已经使人佩服，而李阳波却身兼二任。一个人的时间和精力都是有限的。现代学科越分越细的原因，是因为一个人的时间精力已经顾不过来了，必须多个人配合才能完成一个学科的任务。

李阳波的成就，除了天赋外，还应从他的学习方法上找根源。李阳波的父亲是中医，母亲是西医。在他开始学医时，父母各给了他一条建议。这两条建议对他治学的方法，起了决定性的影响。

父亲的建议是，学中医可以由易入难，最后学《黄帝内经》；也可以由难到易，最先学《黄帝内经》。母亲的建议是，如果你有志气要当高级医学人才，头10年要完全读中医，然后学点西医。

李阳波选择了难度大的道路，从《黄帝内经》学起，花了15年的时间（1967～1982考进中医夜大）自学中医，在充分掌握了中医理论，并在临床上有出色业绩之后，一面扩大中国经典知识（由医扩大到古典四大体系之一的"子"部），一面吸收最新的西方现代科学知识，包括各种假说。

可以看出，李阳波的方法是扎根于中国古典医学经典，并在临床上反复验证了古典医学理论之后，再学习西方理论，进行新一轮的验证，以求将人类文化遗产熔于一炉。

在李阳波看来，学医是有捷径的。他自己走的就是捷径。他一直在探索，是否还有捷径中的捷径。他说，从1968至1976，"这8年时间，主要是阅读，也进行一些临床实践，但更重要的是探索如何能更快地，更有效地学习和掌握中医的基础理论，临床技能的方法论问题"。

在武侠小说里，我们经常可以看到，如果一个人的师傅是天下第一高手，其徒弟往往花费的是与其他人相同的时间和精力，最后结果却成为高于其他人之上的高手中的高手。让人不禁为投身于"低手"之门的习武之人惋惜。

《黄帝内经》就好比是中医界的"第一武林高手"，李阳波投身《黄帝内经》门下15年，得到《黄帝内经》精髓，成为了中医界的"高手"。这似乎也是自然而然的事情。这就是李阳波成功的方法。

对笔者来说，《黄帝内经》是源，李阳波是流。这就是为什么本书主要讨论《黄帝内经》的观点；李阳波虽然是流，但他是现代之流，与我们更接近。通过他，我们可以更深入地学习《黄帝内经》，这也是为什么在本节中，我们要专门讨论李阳波思想的原因。

李阳波研究方法论的另一个特点是：跳出中医看中医。第一步是站到道、易、医三者之间关系的角度看中医；第二步是站到中国传统的子类文化角度看中医；第三步是从人类科学史和人类思维方式的角度来看中医。"欲穷千里目，更上一层楼"。李阳波就是这样上了一层楼，又上一层楼，自然对中医的思考分外深刻，说出的话格外有分量。如果只是局限在中医的范围里，甚至只在中医里面的一部分的范围里研究中医，自然就会像苏东坡说的，"不识庐山真面目，只缘身在此山中"。

什么是学中医的最佳途径？李阳波说："我认为重要的是，要找到一种理论与临床之间的有效模式，通过对模式的认识与训练来掌握理论与把握临床"。可以说，李阳波毕生都在寻找这一中医的"有效模式"。

李阳波认为，从理论上看，这一模式是"阴阳数术构系"；从临床方面看，其手段为"数值分析辩证模式"。

巧的是，这两件法宝，从根本上来说，都是源于《黄帝内经》。从目前实施的手段上说，都是统一于个人计算机。

从根本上看，"阴阳数术构系"在中医来说，就是五运六气学说，就是根据天气和人的体质来推算健康；"数值分析辩证模式"就是通过测量井穴、原穴等穴位，来得知人体五脏的现状。

为什么要测穴位呢？这是为了取代号脉。

号脉虽然是中医两千多年以来行之有效的方法，但也是阻碍中医发展的障碍。这是因为，要熟练掌握号脉的学问，需要为几千人，甚至几万人号脉。这也是为什么大家都愿意找老中医的原因。同时，号脉受中医本人身体情况和主观方面的影响，不同的中医师，号脉后得出的结果可能极不一样。

这类情况在会诊时最清楚。

而"速成"的方法就是测穴位。从理论上讲，号脉和测穴位用的是同一原理，因此没有高下之分。所以，李阳波想用测穴位来代替号脉，尽管他本人是一个号脉的高手。这是他为中医前途着想的一着棋。

在李阳波提出这两种方法的时代，即 20 世纪 80 年代，个人计算机尚未普及，网络也不存在。

目前个人计算机的普及，为这两种方法的普及提供了条件。现在个人计算机的价格已经降到了每个家庭都买得起的程度，开业的中医师都有条件人手一台。

测穴位的硬件软件也大大发展了。世界各地至少有几十家公司在生产。只要把软件装上计算机，把硬件联上计算机，就可以开始测穴位了。笔者就在美国不同的诊所接受过四种中医测穴仪器的测量，相当精确。

这就是"数值分析辩证模式"。

那么，"阴阳数术构系"呢？

笔者在本书中论述的人体健康预测的"天人加临"数理模型就是一种"阴阳数术构系"。只要在计算机上输入个人生日，立刻就可以知道相应的五运六气情况，并计算出此人出生时，由当时的天气打上的烙印，据此推算出此人五脏的强弱，体质的偏向。计算机上有日历，当天的五运六气情况也立即算出，计算机还可以立刻显示，此人的健康预测情况，以及目前和今后对健康有利和不利的时段。

中医师可以凭借测穴的结果，"天人加临"的数值预测，结合"望闻问切"的情况，综合对患者进行分析。比起传统的培训中医的方法，这难道不是一条捷径吗？这难道不是一条实现中医现代化现成的法门吗？

也许我们都没有意识到，中医计算机化和数字化的时代已经悄悄来临了。

"阴阳数术构系"是李阳波研究的重点。要理解这一体系，有两种思路。第一种是从阴阳数术构系子系统或子概念研究起，如术、象、数、理、占等等，再研究相关的概念，如神机、气立、病机、宇宙神系、人神通应、唯象决定论、宇宙生物观等。这是一种由下而上的方法，花费时间较多，但可能研究得较透。

第二种是由上而下的方法。先看看这一体系的目的是什么，方法是什么，取得通盘的理解之后，再来看看各个子概念的定义是什么。笔者这里用的就是这一方法。

李阳波说："经典是有用的，也是相当难以把握的。为了寻求有把握的方法，我经过了很长时间的思考，才提出了传统文化的一个共同基础，这个基础就是'阴阳数术构系'，这是一个方便的法门。"

在这里，李阳波告诉我们一个秘诀：只要掌握了"阴阳数术构系"就可以把握经典。李阳波有如此天赋，尚且花了很长时间才领悟到这一点，可见这一秘诀的宝贵。

现代社会与古代的区别之一，就是信息传播的迅速。李阳波花了很长时间才领悟到的，我们可以借助书籍和网络，很快就领悟到了。

李阳波书中还有另外一个地方提到"方便法门"，这就是当他讲到运气学的常数时，讲到某一年自然界和人体都会出现可以预期的症状，讲到一个人如果出生在某一时段，一辈子的健康都与这一出生的时段特点相关。这提示我们，"阴阳数术构系"这一方便法门，在医这一行来说，就是五运六气中的常数。

李阳波又说："中医思想最杰出的体现，就是五运六气。因为五运六气这个'阴阳数术构系'很完整，很优美，很协调，很统一，同时也很简单，是完全符合爱因斯坦的简单性和统一性原则的医学体系。"

这里，李阳波肯定了我们的猜想。李阳波在书中虽然没有给出"阴阳数术构系"的定义，但只要我们理解了五运六气，也就理解了"阴阳数术构系"。

因此，学习经典的一个方便法门是通过"阴阳数术构系"，而运气学就是医学这一领域的"阴阳数术构系"，理解了运气学，就可以比较容易地理解《黄帝内经》这部经典，同时也为理解其他经典打下了基础。

笔者认为，"阴阳数术构系"是一个逻辑体系，包括要素和运算方法两部分。要素主要包括李阳波讲的"象"与"数"，而运算方法则为"术"。这一逻辑体系完全可以用现代语言来表达。

李阳波在谈到"数"的起源时说："上古圣人在论述到'数'的产生时，讲了两条原则：一是数法阴阳；一是数法日月星辰。"

李阳波在谈到"象"的定义时说："对于看不见，摸不着的东西，我们怎么把握他呢？古代圣人发明了一个很好的方法，这个方法就是'象'。"

李阳波在谈到"术"的定义时说："术，指的是如何求解宇宙空间一切物象生长衰亡变化与时间、数量关系的方法。"

笔者理解，古人研究方法是外证自然，内证自身，并认为人与万物一样，服从"道"这一宇宙规律。正因为自然界万物服从同一规律，才有了统一推算的基础，才会出现"天人相应"的现象，这是其一。

其二是，凡是可以观测到的自然现象和人体现象，都可以归于"数"这一类；凡是不能直接观测到的，但可以通过"数"来观察和表达的现象，属于"象"这一类。象为虚，数为实，两者存在着一一对应的关系。这一对应关系，是可以进行统一推算的第二个基础。

其三是，统一推算的方法就是"术"。具体到医学这一领域来说，"术"就是阴阳五行。具体到运算规则来说，就是五行生克乘侮关系。

综上所述，在医学的领域中，"阴阳数术构系"就是五运六气学说，其运算法则为阴阳五行的生克乘侮规律；其理论基础为"天人相应"；其运算结果为，对人体健康以及体质的分析和预测。

进一步说，任何运算都需要已知数和未知数。

运气学的已知数，《黄帝内经》已经教给我们了，这就是"天"的五运六气，"人"的五脏与经络。

运气学的未知数就是某个人在某一时段的健康状态。

具体来说，根据运气学，我们已知任何一年的五运六气，我们还知道五运六气给人体留下了终生难以改变的脏腑强弱与人体体质的烙印。

因此，根据一个人的生日，初发病时间，与现在的日期，运用五行生克乘侮法则，我们就能够推算出一个人的生相、病相、时相，对比这 3 个时相，我们就可以推算和预测出此人过去、现在和今后的健康状态，我们就可以推测和预测出今后对此人健康有利和不利的时段。

这就是医界的"阴阳数术构系"。本章讨论的就是它的方法论；第四、五章讨论的是它的应用。其中第四章讨论天气对人体不利的一面，第五章讨论天气对人体有利的一面。

第十三节　几个特殊的年份

我们已经知道，五运六气中的"五运"是以 10 年为一个周期；"六气"是以 6 年为一个周期；而五运六气合起来是以 30 年为一个周期。一个甲子 60 年中，包括了两个五运六气的周期。

下面让我们来看看五运六气的周期中一些特殊年份的特点。

第一个特殊年份是每一个人在逢 30 之岁（例如 30、60、90 岁……）。

我们讲过，逢 10 之岁是一个人一生中的一道坎儿。而逢 30 之岁是一个人一生中的一道"大"坎儿。

这是因为，每当逢 10 之岁只是五运的重复之年，而每当逢 30 之岁，是你五运六气的联合重复之年。

因此，每当逢 30 岁之年的时候，不仅年运与你的出生之年相同，无疑会加重你五脏已有的倾向性，而且此时六气也是如此，进一步加强了你五脏已有的倾向性。

举例来说，如果你生于 1950 年"金太过"之年夏天，本来就属于"金太过"之人和偏阴虚体质。当你 30 岁、60 岁、90 岁的时候，你又遇到了同样的"金太过"之年，又是一个偏热偏燥的气候环境，使你本来就偏弱的肺金，火上浇油，从天气上就给你的肺造成了更大的负担，使你出现心肺方面问题的概率加倍，需要你格外小心谨慎。

我们还知道，在母亲逢 10 之岁（20、30、40 岁……）生下的孩子，对孩子的健康不利。而母亲在正好 30 岁生下的孩子，对孩子的健康最为不利。可以预期，这时生出的孩子，不仅病多，而且疾病出现早，比较其他孩子也会更严重。这一点已为临床所证明。（详见第六章）

第二个特殊年份是从 18 岁开始，每隔 30 年出现的这一年（18、48、78、108 岁……）。这一年的特点是：六之气与出生之年完全相同，但年运正好是克制你出生之年时的年运。

例如，1950 年出生之人，在他 18 岁的时候（1968 年），逢"火太过"之年。1950 年为"金太过"之年，1968 年正好"火"克"金"。因此，在 30 年的运气周期里，这是第二个不利于健康的年份。

第三个特殊年份是逢"10"之岁。这一点我们已经讨论过。在逢"10"之岁中，还可以按六气的不同，进一步区分。有的年份略有利，有的年份略不利，有的年份不变。

例如，1950年上半年司天为少阳相火，下半年在泉为厥阴风木。本来"金太过"之人的特点是"金太过"而"木不及"。现在得"相火"之助，可以抑制强金，又得风木之助，扶持弱木。因此，本年出生之人相对较平衡。此外，本来"心火不及"，现在得相火之助，也有了改善。

而同属"金太过"的1960年。司天为"少阴君火"，在泉为"阳明燥金"。一个克制强金，一个增强金性，两者打平，因此，"金太过"特点不变。

两年相比，1950年出生之人，与同是"金太过"的1960年出生之人相比，在健康上会平衡一些。

第四个特殊年份都发生于"不及"之年。

例如，1961年为"水不及"之年。司天为"太阴湿土"；在泉为"太阳寒水"。因为"土"克"水"，因此，肾水"不及"这一点未变，但"土太过"这一点，由于"司天"为"太阴湿土"而增强了。因此，这一年出生的人，本来的弱脏为肾、脾、心。现在有可能转化为以土为中心，弱脏为肾、脾、肝。此后，凡是对这三脏不利的天气，在这类人身上都可能有反映。

再看"火不及"的1963年。司天为"阳明燥金"；在泉为"少阴君火"。本来"火不及"则"金太过"，现加上司天为"阳明燥金"，这一年可能转化为金年，因而弱脏也由原来心、肺、肾的顺序，转为心、肺、肝。此后，凡是对这三脏不利的天气，在这类人身上都可能有反映。

再看"金不及"的1965年。司天为"厥阴风木"；在泉为"少阳相火"。因为"金不及"则"木太过"，现在又得厥阴风木之助。这一年可能转化为木年，弱脏也由肺、肝、心，转化为肺、肝、脾。此后，凡是对这三脏不利的天气，在这类人身上都可能有反映。

再看"木不及"的1967年。司天为"太阴湿土"；在泉为"太阳寒水"。因为"木不及"则"脾太过"，现在又得太阴湿土之助。这一年可能转化为土年，弱脏也由肝、脾、肺，转化为肝、脾、肾。此后，凡是对这三脏不利的天气，在这类人身上都可能有反映。

最后看1959年"土不及"之年的情况。1959年司天为"厥阴风木"；在泉为"少阳相火"。"土不及"则"木太过"。现在又值厥阴风木司天，可能使这一年转为木年。弱脏也由脾、肝、肾，转为脾、肝、肺。此后，凡是对这三脏不利的天气，在这类人身上都可能有反映。

"木不及"之人还有一种可能。如果出生于 1957 年，司天为"阳明燥金"；在泉为"少阴君火"。本来"木不及"则"金太过"，现加上司天为"阳明燥金"，这一年可能转化为金年，因而弱脏也由原来肺、肝、脾的顺序，转为肺、肝、心。此后，凡是对这三脏不利的天气，在这类人身上都可能有反映。

综上所述，30 年运气周期中，有 6 年可能"变质"，从而具有其他年份的特点，占 30 年中的 20%。在临床上需要具体分析。这里只是提供一个思路。

从以上 4 个特殊年份来看，他们都有一个共同的特点，即在五运的基础上，加入了六气的考虑。根据李阳波的观点，年运力量最大，司天次之，在泉又次之。主气、客气力量最小。在上面"天人加临"的模型中，我们对"老大"——年运的考虑比较多，并且经常把 5 因素同等看待，这样未免"委屈"了司天和在泉。这一小节提出的特殊年份问题，就是在为司天和在泉"恢复名誉"。

在临床上，如果一些症状不完全符合"天人加临"的模型，我们就应该考虑这些特殊年份的特点，并且着重考察司天、在泉因素在出生之年、发病年，以及看病年的作用。

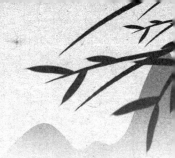

第四章
2007 年个人健康预测

宋朝苏东坡不仅是个大文豪，而且喜欢医学，注意养生之道，这里有个小故事。

由于苏轼是大书法家，他的字是珍品，求之不易，有些人见他开处方，就备了写有自己名字的优质纸张，佯装生病来请他诊治，盼得墨迹。苏轼明知他们无病求医，却从不拒绝，利用开处方宣传医药卫生常识。他开给一个叫张鹏的一张处方写道："张君持纸求书，望得良药，记得春秋战国时有张药方，我照服很有见效，不妨奉上，主要是四味药：一曰无事以当贵，二曰早寝以当富，三曰安步以当车，四曰晚食以当肉。"苏轼自己很注意养生，饮食起居有常，未饿即食，未饱即止，饭后饮茶散步，养气活血。

第一节　秘方能救人也能害人

说起苏东坡，又涉及另一桩千古医案。

苏东坡曾经得到一个治疫病的秘方，在黄州试验，非常灵验，活人无数。苏东坡为此还写了一篇短文，记载了此方的前因后果。

秘方的主人本来不想给出秘方，但经不住苏东坡的软磨硬泡，并指江水发誓，永不传第二人，这才得到了秘方。此方在黄州大疫时百试百验，于是成了苏东坡的"镇家之方"。后来，当永嘉地方发生类似的疫病，苏东坡就向永嘉居民推荐；当京师发生时疫时，苏东坡又向京师居民推荐。但不幸的是，这两次秘方都失灵了。而且由于服用此方耽误了治疗时机，许多人因而丧生。

为什么同样的病证，同样的药方，同样的中药，忽灵忽不灵呢？

有些读者可能已经猜出来了。不同者，天气也。笔者查到，如果将运气学五因素列出来，则30年才会重复一次。苏东坡在黄州治病时的天气，几乎可以肯定与永嘉、京师发生疫病天气不同，虽然黄州疫病与永嘉、京师疫病症状相似，但因天气不同，治法自然不能照搬。

《黄帝内经》一再告诫说，不懂天气不可以为人治病。

《六节藏象论》曰：

"故曰不知年之所加，气之盛衰，虚实之所起，不可以为工矣。"

《黄帝内经》这里讲，不知主客气加临、气的盛衰、虚实的起因等情况，就不可能做个好医生。

《离合真邪论》曰：

"不知三部九候，故不能久长。因不知合之四时五行，因加相胜，释邪攻正，绝人长命。"

《黄帝内经》这里讲，这种不知三部九候的医生，是不能够久长的，因为不知四时五行的道理，会放过了邪气，伤害了正气，以致断绝患者性命。

可惜苏东坡没有遵循《黄帝内经》的告诫，以致造成平生大撼。

为什么许多人听信了苏东坡的方子呢？除了苏东坡的名气之外，"秘方"二字一定也起了重大作用。却不知，秘方能救人也能害人，就像水能载舟亦能覆舟一样的道理。

上面提到，李阳波认为，要研究三个时相：患者出生时的时相；病初起时的时相；治疗时的时相。其原因就在于此。

无独有偶。当代一位活人无数的名医，在透露他的诀窍时也说："一是真正精通药理、医治；二是真正了解人体之秘，掌握生理机能，生命与生命力的关系；三是要了解自然，掌握四时八节、二十四气、大气回升、阴阳变化。只要你能掌握这三大主要素质，很多疑难杂症就可以治愈。"真乃金玉良言！

以上笔者讲了这么多"题外话"，无非是想说明一点，进行健康预测，就像治病一样，一定要结合天气因素来进行。

第二节　"人体三角关系"预测

2007年人体健康预测分为三步进行。

第一步：预测人体五脏的强弱以及人体的体质类型。

第二步：用五运六气学说预测 2007 年天气的变化规律。

第三步：用"天人加临"的数理模型，预测 2007 年个人的健康。

本节依据笔者提出的"弱脏理论"来预测人体五脏的强弱顺序。下一节预测人体体质。

在这两节中将列出 60 年一个甲子的资料。由于天气是按 60 年一个甲子的周期循环的，因此，不在这个甲子的资料也可以推算出来。

让我们来回顾一下。笔者的理论是"五脏风险程度理论"，简称"弱脏理论"。

每个人五脏中最薄弱的环节是由出生时的"年运"决定的。"太过"之年出生人的最薄弱环节是"年运"同气相克的脏位；"不及"之年出生人的最薄弱环节则是与"年运"同气相合的脏位。按风险大小排列，与出生年同气有相生关系的五脏风险最小，而其余两脏居中。

在第二章中，我们列出了出生之年的五运简化计算方法；在第三章中，我们又列出了五运对人体五脏的影响。下面把这两部分合并归纳如下表（表 4-1）。

表 4-1　出生之年与弱脏

出生之年	五行属性	弱脏
凡逢 "0" 年出生	属金太过之人	肝木、肺金和心火
凡逢 "1" 年出生	属水不及之人	肾水、脾土和心火
凡逢 "2" 年出生	属木太过之人	脾土、肝木和肺金
凡逢 "3" 年出生	属火不及之人	心火、肾水和肺金
凡逢 "4" 年出生	属土太过之人	肾水、脾土和肝木
凡逢 "5" 年出生	属金不及之人	肺金、心火和肝木
凡逢 "6" 年出生	属水太过之人	心火、肾水和脾土
凡逢 "7" 年出生	属木不及之人	肝木、肺金和脾土
凡逢 "8" 年出生	属火太过之人	肺金、心火和肾水
凡逢 "9" 年出生	属土不及之人	脾土、肝木和肾水

注意，排在第一位的脏腑是受天气影响最大的一个。

在第三章中，我们还讨论了一个人一生之中，有几年天气特别不利的情况。现将这部分归纳如下：

"天干"以10年为周期，因此从"年运"来看，出生时的天气，每10年又将来临。每个人由于出生年份不同，五脏有强弱不等，与出生之年相同的天气会使"太过"的脏腑更"过"；而"不及"的脏腑加倍"不及"，可想而知，这些都将不利于人体健康。

从这个意义上来说，逢"10"的岁数（10、20、30、40岁……）是人生中的一道坎儿，将会同时影响到人体的三个脏腑，应当特别重视。

其次是逢"3""4""6""7"之岁。

这4年是一道比较小的坎儿。以"水年"为例。

先看"水太过"之年出生之人。当"水太过"之人长到逢3岁时（3、13、23……），遇"土不及"之年。此类人出生时天气影响的烙印是"肾水本太过"。此"土不及"之年因"脾土不及"而"无力克水"，将影响到肾水更"过"。同时，"土不及"之年则脾土"不及"，而"水太过"之人的脾土本来就"不及"，两个"不及"相叠加，于脾土不利。逢6岁时遇"木太过"之年，"木克土"，对脾土也不利。逢7岁时遇"火不及"之年。"水太过"之人心火本"不及"，又逢"火不及"之年，不利于心火。逢4岁时遇"金太过"之年，"金反侮火"，对心火不利。因此，"水太过"之人在逢"3"之岁那年，应预防肾脏病于"太过"；在逢"3"之岁和逢"6"之岁，须预防脾脏病于"不及"；在逢"4"逢"7"之岁，应预防心脏病于"不及"。

再看出生于"水不及"之年之人群："水不及"之人在逢3岁时遇"土太过"之年。肾水本"不及"，又逢"土克水"之年，于肾水不利。逢"7"岁时遇"火太过"之年，"心火"本太过，两个"火太过"相叠加，于心脏不利。逢"4"岁时遇"金不及"，于心脏不利。当"3"岁和"6"岁之年时，逢"土太过"和"木不及"之年，脾土本"太过"，这两年天气对脾土不利，因此，出生于"水不及"之年之人群在逢"3"之岁，应预防肾脏病于"不及"；当逢"4"逢"7"岁之年，应预防心脏病于"太过"；而在逢"3"之岁和逢"6"之岁时，则预防脾脏病于"太过"。

小结列表如下：

每个人都应在逢"10"岁之年（10、20、30岁……）全面保养加预防。其次，按五脏预防的岁数，和天气与五脏的关系如下表（表4-2）。

表 4-2　天气与五脏

木太过之年出生之人	肝木（太过）逢 3 岁为金不及之年，弱金无力克强木	
	脾土（不及）逢 7 岁为土不及之年，两不及相叠加	
		逢 4 岁为水太过之年，两不及相叠加
	肺金（不及）逢 3 岁为金不及之年，两不及相叠加	
		逢 6 岁为火太过之年，强火克弱金
木不及之年出生之人	肝木（不及）逢 3 岁为金太过之年，强金克弱木	
	脾土（太过）逢 7 岁为土太过之年，两太过相叠加	
		逢 4 岁为水不及之年，两太过相叠加
	肺金（太过）逢 3 岁为金太过之年，两太过相叠加	
		逢 6 岁为火不及之年，弱火无力克强金
火太过之年出生之人	心火（太过）逢 3 岁为水不及之年，弱水无力克强火	
	肺金（不及）逢 7 岁为金不及之年，两不及相叠加	
		逢 4 岁为木太过之年，两不及相叠加
	肾水（不及）逢 3 岁为水不及之年，两不及相叠加	
		逢 6 岁为土太过之年，强土克弱水
火不及之年出生之人	心火（不及）逢 3 岁为水太过之年，强水克弱火	
	肺金（太过）逢 7 岁为金太过之年，两太过相叠加	
		逢 4 岁为木不及之年，两太过相叠加
	肾水（太过）逢 3 岁为水太过之年，两太过相叠加	
		逢 6 岁为土不及之年，弱土无力克强水
土太过之年出生之人	脾土（太过）逢 3 岁为木不及之年，弱木无力克强土	
	肾水（不及）逢 7 岁为水不及之年，两不及相叠加	
		逢 4 岁为火太过之年，两不及相叠加
	肝木（不及）逢 3 岁为木不及之年，两不及相叠加	
		逢 6 岁为金太过之年，强金克弱木
土不及之年出生之人	脾土（不及）逢 3 岁为木太过之年，强木克弱土	
	肾水（太过）逢 7 岁为水太过之年，两太过相叠加	
		逢 4 岁为火不及之年，两太过相叠加
	肝木（太过）逢 3 岁为木太过之年，两太过相叠加	
		逢 6 岁为金不及之年，弱金无力克强木

金太过之年出生之人	肺金（太过）	逢3岁为火不及之年，弱火无力克强金
	肝木（不及）	逢7岁为木不及之年，两不及重叠
		逢4岁为土太过之年，两不及相叠加
	心火（不及）	逢3岁为火不及之年，两不及重叠
		逢6岁为水太过之年，强水克弱火
金不及之年出生之人	肺金（不及）	逢3岁为火太过之年，强火克弱金
	肝木（太过）	逢7岁为木太过之年，两太过重叠
		逢4岁为土不及之年，两太过相叠加
	心火（太过）	逢3岁为火太过之年，两太过重叠
		逢6岁为水不及之年，弱水无力克强火
水太过之年出生之人	肾水（太过）	逢3岁为土不及之年，弱土无力克强水
	心火（不及）	逢7岁为火不及之年，两不及相叠加
		逢4岁为金太过之年，两不及相叠加
	脾土（不及）	逢3岁为土不及之年，两不及相叠加
		逢6岁为木太过之年，强木克弱土
水不及之年出生之人	肾水（不及）	逢3岁为土太过之年，强土克弱水
	心火（太过）	逢7岁为火太过之年，两太过重叠
		逢4岁为金不及之年，两太过相叠加
	脾土（太过）	逢3岁为土太过之年，两太过重叠
		逢6岁为木不及之年，弱木无力克强土

上面讲过，人体健康预测有三部曲。第一步是个人健康预测，包括五脏与生俱来的强弱顺序和自己的体质特点的预测。本节讨论了五脏的预测，下一节讨论体质预测。

维护人体健康也是一次生命之战。因此，也要学习运用孙子兵法。兵法曰：知己知彼，百战不殆。对于人体健康这一仗，"知己"就是了解自己五脏强弱和体质特点；"知彼"就是了解一个时段（比如2007年）天气变化的特点，以及对人体五脏、体质作用力方向和影响的大小。现代社会是个讲究效益的社会，健康也要讲效益。预测自己的健康就是提高效益的手段和方法。

第三节   个人体质预测

本节的目的是预测个人体质，需要列出大量资料。

一个甲子 60 年，甲子每 60 年循环一次。因此，只要列出一个甲子的资料就可以推算出所有不在这 60 年中的资料。

例如，1940 年的资料可以查 2000 年的资料；1930 年的资料可以查 1990 年的资料，等等。

运气学中一年中分为 6 步，即每两个月为 1 步。60 年再乘以每年的 6 步，就为 360 份资料了。

如果运气学五因素都以文字来表述（像我们前几章那样），可以想见其篇幅。幸好李阳波在 20 年前就为我们设计了以数字表达的方案。

李阳波说："我们试着做一个小小的技术革新，就是用数字来取代上述复杂的名称。这样既便于记忆，也便于书写。我们这项革新仍然要从十二地支入手。十二地支，子、丑、寅、卯、辰、巳、午、未、申、酉、戌、亥，在很早的时候就已经与一年的十二个月相配。但是这个配法有些特别，它不是子配一月，而是寅配一月，卯二月，辰三月，巳四月，午五月，未六月，申七月，酉八月，戌九月，亥十月，子十一月，丑十二月。现在，我们将月份抽去，把数字改成阿拉伯数字，便成为寅 1，卯 2，辰 3，巳 4，午 5，未 6，申 7，酉 8，戌 9，亥 10，子 11，丑 12。

接下来，再结合前面所讲的十二支配六气，便可以完全用数字来代替运气的书写。子午少阴君火，数字表示就是将子午的阿拉伯数字合写，即子午为 115，丑未为 126，寅申为 17，卯酉为 28，辰戌为 39，巳亥为 410。所以，115 即代表少阴君火，126 即代表太阴湿土，17 即代表少阳相火，28 即代表阳明燥金，39 即代表太阳寒水，410 即代表厥阴风木。这个方法很简单，大家只要摆弄几次就可以记住。

下面我们看五运的表述。五运中甲己土、乙庚金，丙辛水，丁壬木，戊癸火。这里的木、火、土、金、水五运，可以直接用上面的数字表示，不必再重复选其他的数。即木运 410，火运 115，土运 126，金运 28，水运 39。"

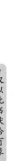

归纳如下：

五运：

　　木运 410

　　火运 115

　　土运 126

　　金运 28

　　水运 39

"+" 号表示 "太过"；"–" 号表示 "不及"。

六气：

　　410 即代表厥阴风木

　　115 即代表少阴君火

　　17 即代表少阳相火

　　126 即代表太阴湿土

　　28 即代表阳明燥金

　　39 即代表太阳寒水

下面列出 1945～2004 年 60 年内出生之人的运气学五因素（表 4–3）。

表 4–3　1945～2004 年运气学五因素表

年	年运	司天	在泉	初气	二气	三气	四气	五气	六气
1945	28–	28	115	410/126	115/17	17/28	126/39	28/410	39/115
1946	39+	39	126	410/17	115/28	17/39	126/410	28/115	39/126
1947	410–	410	17	410/28	115/39	17/410	126/115	28/126	39/17
1948	115+	115	28	410/39	115/410	17/115	126/126	28/17	39/28
1949	126–	126	39	410/410	115/115	17/126	126/17	28/28	39/39
1950	28+	17	410	410/115	115/126	17/17	126/28	28/39	39/410
1951	39–	28	115	410/126	115/17	17/28	126/39	28/410	39/115
1952	410+	39	126	410/17	115/28	17/39	126/410	28/115	39/126
1953	115–	410	17	410/28	115/39	17/410	126/115	28/126	39/17
1954	126+	115	28	410/39	115/410	17/115	126/126	28/17	39/28

年	年运	司天	在泉	初气	二气	三气	四气	五气	六气
1955	28−	126	39	410/410	115/115	17/126	126/17	28/28	39/39
1956	39+	17	410	410/115	115/126	17/17	126/28	28/39	39/410
1957	410−	28	115	410/126	115/17	17/28	126/39	28/410	39/115
1958	115+	39	126	410/17	115/28	17/39	126/410	28/115	39/126
1959	126−	410	17	410/28	115/39	17/410	126/115	28/126	39/17
1960	28+	115	28	410/39	115/410	17/115	126/126	28/17	39/28
1961	39−	126	39	410/410	115/115	17/126	126/17	28/28	39/39
1962	410+	17	410	410/115	115/126	17/17	126/28	28/39	39/410
1963	115−	28	115	410/126	115/17	17/28	126/39	28/410	39/115
1964	126+	39	126	410/17	115/28	17/39	126/410	28/115	39/126
1965	28−	410	17	410/28	115/39	17/410	126/115	28/126	39/17
1966	39+	115	28	410/39	115/410	17/115	126/126	28/17	39/28
1967	410−	126	39	410/410	115/115	17/126	126/17	28/28	39/39
1968	115+	17	410	410/115	115/126	17/17	126/28	28/39	39/410
1969	126−	28	115	410/126	115/17	17/28	126/39	28/410	39/115
1970	28+	39	126	410/17	115/28	17/39	126/410	28/115	39/126
1971	39−	410	17	410/28	115/39	17/410	126/115	28/126	39/17
1972	410+	115	28	410/39	115/410	17/115	126/126	28/17	39/28
1973	115−	126	39	410/410	115/115	17/126	126/17	28/28	39/39
1974	126+	17	410	410/115	115/126	17/17	126/28	28/39	39/410
1975	28−	28	115	410/126	115/17	17/28	126/39	28/410	39/115
1976	39+	39	126	410/17	115/28	17/39	126/410	28/115	39/126
1977	410−	410	17	410/28	115/39	17/410	126/115	28/126	39/17
1978	115+	115	28	410/39	115/410	17/115	126/126	28/17	39/28
1979	126−	126	39	410/410	115/115	17/126	126/17	28/28	39/39

年	年运	司天	在泉	初气	二气	三气	四气	五气	六气
1980	28+	17	410	410/115	115/126	17/17	126/28	28/39	39/410
1981	39−	28	115	410/126	115/17	17/28	126/39	28/410	39/115
1982	410+	39	126	410/17	115/28	17/39	126/410	28/115	39/126
1983	115−	410	17	410/28	115/39	17/410	126/115	28/126	39/17
1984	126+	115	28	410/39	115/410	17/115	126/126	28/17	39/28
1985	28−	126	39	410/410	115/115	17/126	126/17	28/28	39/39
1986	39+	17	410	410/115	115/126	17/17	126/28	28/39	39/410
1987	410−	28	115	410/126	115/17	17/28	126/39	28/410	39/115
1988	115+	39	126	410/17	115/28	17/39	126/410	28/115	39/126
1989	126−	410	17	410/28	115/39	17/410	126/115	28/126	39/17
1990	28+	115	28	410/39	115/410	17/115	126/126	28/17	39/28
1991	39−	126	39	410/410	115/115	17/126	126/17	28/28	39/39
1992	410+	17	410	410/115	115/126	17/17	126/28	28/39	39/410
1993	115−	28	115	410/126	115/17	17/28	126/39	28/410	39/115
1994	126+	39	126	410/17	115/28	17/39	126/410	28/115	39/126
1995	28−	410	17	410/28	115/39	17/410	126/115	28/126	39/17
1996	39+	115	28	410/39	115/410	17/115	126/126	28/17	39/28
1997	410−	126	39	410/410	115/115	17/126	126/17	28/28	39/39
1998	115+	17	410	410/115	115/126	17/17	126/28	28/39	39/410
1999	126−	28	115	410/126	115/17	17/28	126/39	28/410	39/115
2000	28+	39	126	410/17	115/28	17/39	126/410	28/115	39/126
2001	39−	410	17	410/28	115/39	17/410	126/115	28/126	39/17
2002	410+	115	28	410/39	115/410	17/115	126/126	28/17	39/28
2003	115−	126	39	410/410	115/115	17/126	126/17	28/28	39/39
2004	126+	17	410	410/115	115/126	17/17	126/28	28/39	39/410

下面按一年 6 步列出 1945 ～ 2004 年出生之人的运气学五因素，以及个人体质预测。

表 4–4　1945 ～ 1974 年运气学五因素以及个人体质预测

1945 年
初之气（1/20 ～ 3/20）
28–28　115　410/126：一火无水双金；偏热性，偏阴虚，有燥性特点
二之气（3/21 ～ 5/20）
28–28　115　115/17：三火双金；偏热偏燥，偏阴虚，属燥热性特异体质
三之气（5/21 ～ 7/22）
28–28　115　17/28：二火三金；偏热偏燥，偏阴虚，属燥热性特异体质
四之气（7/23 ～ 9/22）
28–28　115　126/39：一水一火；但夏天出生，且有二金，为中性偏燥热
五之气（9/23 ～ 11/21）
28–28　115　28/410：一火三金；偏燥热，偏阴虚，属燥热性特异体质
六之气（11/22 ～ 1/19/1946）
28–28　115　39/115：二火一水双金；偏热，偏阴虚，有燥性特点
1946 年
初之气（1/20 ～ 3/20）
39+39　126　410/17：二水一火；偏寒，偏阳虚
二之气（3/21 ～ 5/21）
39+39　126　115/28：二水一火；偏寒，偏阳虚
三之气（5/22 ～ 7/22）
39+39　126　17/39：三水一火；偏寒，偏阳虚，属寒性特异体质
四之气（7/23 ～ 9/22）
39+39　126　126/410：二水双土；偏寒，偏阳虚，有寒湿特点
五之气（9/23 ～ 11/22）
39+39　126　28/115：二水一火；偏寒，偏阳虚
六之气（11/23 ～ 1/20/1947）
39+39　126　39/126：三水双土；偏寒，偏阳虚，属寒湿性特异体质

1947 年

初之气（1/21 ～ 3/20）

410–410 17 410/28：三木一火；偏热，偏阴虚，属风热性特异体质

二之气（3/21 ～ 5/21）

410–410 17 115/39：二火一水双木；偏热，偏阴虚，有风热特点

三之气（5/22 ～ 7/23）

410–410 17 17/410：三木二火；偏热，偏阴虚，属风热性特异体质

四之气（7/24 ～ 9/23）

410–410 17 126/115：二火双木；偏热，偏阴虚，有风热特点

五之气（9/24 ～ 11/22）

410–410 17 28/126：一火双木；偏热，偏阴虚，有风热特点

六之气（11/23 ～ 1/20/1948）

410–410 17 39/17：二火一水双木；偏热，偏阴虚，有风热特点

1948 年

初之气（1/21 ～ 3/20）

115+115 28 410/39：二火一水；偏热，偏阴虚

二之气（3/21 ～ 5/20）

115+115 28 115/410：三火无水；偏热，偏阴虚，属热性特异体质

三之气（5/21 ～ 7/22）

115+115 28 17/115：四火无水；偏热，偏阴虚，属较严重的热性特异体质

四之气（7/23 ～ 9/22）

115+115 28 126/126：二火双土；偏热，偏阴虚，有湿热特点

五之气（9/23 ～ 11/21）

115+115 28 28/17 ：三火双金；偏热，偏阴虚，属燥热性特异体质

六之气（11/22 ～ 1/19/1949）

115+115 28 39/28：二火一水双金；偏热，偏阴虚，有燥热特点

续表

1949 年

初之气（1/20 ～ 3/20）

126－126 39 410/410：一水双木双土；偏寒，偏阳虚，有风湿特点

二之气（3/21 ～ 5/20）

126－126 39 115/115：二火一水双土；偏热，偏阴虚，有湿热特点

三之气（5/21 ～ 7/22）

126－126 39 17/126：一水一火三土；夏季出生，为中性偏热，属湿性特异体质

四之气（7/23 ～ 9/22）

126－126 39 126/17：一水一火三土；夏季出生，为中性偏热，属湿性特异体质

五之气（9/23 ～ 11/21）

126－126 39 28/28：一水双土双金：偏寒，偏阳虚，有湿、燥特点

六之气（11/22 ～ 1/19/1950）

126－126 39 39/39：三水双土；偏寒，偏阳虚，属寒湿性特异体质

1950 年

初之气（1/20 ～ 3/20）

28+17 410 410/115：二火双木；偏热，偏阴虚，并有风热特点

二之气（3/21 ～ 5/20）

28+17 410 115/126：二火无水；偏热，偏阴虚

三之气（5/21 ～ 7/22）

28+17 410 17/17：三火无水；偏热，偏阴虚，属热性特异体质

四之气（7/23 ～ 9/22）

28+17 410 126/28：一火双金；偏热，偏阴虚，有燥热特点

五之气（9/23 ～ 11/22）

28+17 410 28/39：一水一火双金；中性体质，有燥性特点

六之气（11/23 ～ 1/20/1951）

28+17 410 39/410：一水一火双木；但出生于冬季，中性偏寒，有风性特点

1951 年

初之气（1/21 ～ 3/20）

39–28 115 410/126：一水一火；中性体质，五行俱全

二之气（3/21 ～ 5/21）

39–28 115 115/17：三火一水；偏热，偏阴虚，属热性特异体质

三之气（5/22 ～ 7/23）

39–28 115 17/28：二火一水双金；偏热，偏阴虚，有燥热特点

四之气（7/24 ～ 9/23）

39–28 115 126/39：二水一火；偏寒，偏阳虚

五之气（9/24 ～ 11/22）

39–28 115 28/410：一水一火双金；水年出生，中性体质偏寒，有燥性特点

六之气（11/23 ～ 1/20/1952）

39–28 115 39/115：二火二水；但出生于冬季，且为水年，因此为中性偏寒

1952 年

初之气（1/21 ～ 3/19）

410+39 126 410/17：一水一火双木；中性体质，有风性特点

二之气（3/20 ～ 5/20）

410+39 126 115/28：一水一火；中性体质，五行俱全

三之气（5/21 ～ 7/22）

410+39 126 17/39：二水一火；偏寒，偏阳虚

四之气（7/23 ～ 9/22）

410+39 126 126/410：一水无火；偏寒，偏阳虚，且有双木双土，有风湿特点

五之气（9/23 ～ 11/21）

410+39 126 28/115：一火一水；中性体质，五行俱全

六之气（11/22 ～ 1/19/1953）

410+39 126 39/126：二水双土；偏寒，偏阳虚，有寒湿特点

续表

1953 年

初之气（1/20 ～ 3/20）

115–410 17 410/28：二火双木；偏热，偏阴虚，有风热特点

二之气（3/21 ～ 5/20）

115–410 17 115/39：三火一水；偏热，偏阴虚，属热性特异体质

三之气（5/21 ～ 7/22）

115–410 17 17/410：三火双木；偏热，偏阴虚，属风热性特异体质

四之气（7/23 ～ 9/22）

115–410 17 126/115：三火无水；偏热，偏阴虚，属热性特异体质

五之气（9/23 ～ 11/21）

115–410 17 28/126：二火无水；偏热，偏阴虚

六之气（11/22 ～ 1/19/1954）

115–410 17 39/17：三火一水；偏热，偏阴虚，属热性特异体质

1954 年

初之气（1/20 ～ 3/20）

126+115 28 410/39：一火一水；中性体质，五行俱全

二之气（3/21 ～ 5/20）

126+115 28 115/410：二火无水；偏热，偏阴虚

三之气（5/21 ～ 7/22）

126+115 28 17/115：三火无水；偏热，偏阴虚，属热性特异体质

四之气（7/23 ～ 9/22）

126+115 28 126/126：一火三土；偏热，偏阴虚，属湿性特异体质

五之气（9/23 ～ 11/22）

126+115 28 28/17：二火双金；偏热，偏阴虚，且有燥热特点

六之气（11/23 ～ 1/20/1955）

126+115 28 39/28：一水一火双金；但出生于冬季，中性偏寒，且有燥性特点

中医
运气与健康预测
（第二版）

1955 年

初之气（1/21 ～ 3/20）

28-126 39 410/410：一水双木；偏寒，偏阳虚，且有风性特点

二之气（3/21 ～ 5/21）

28-126 39 115/115：二火一水；偏热，偏阴虚

三之气（5/22 ～ 7/23）

28-126 39 17/126：一水一火双土；但出生于夏季，中性偏热，有湿性特点

四之气（7/24 ～ 9/23）

28-126 39 126/17：一水一火双土；但出生于夏季，中性偏热，有湿性特点

五之气（9/24 ～ 11/22）

28-126 39 28/28：一水无火三金；偏寒，偏阳虚，属燥性特异体质

六之气（11/23 ～ 1/20/1956）

28-126 39 39/39：三水无火；偏寒，偏阳虚，属寒性特异体质

1956 年

初之气（1/21 ～ 3/19）

39+17 410 410/115：一水二火双木；偏热，偏阴虚，有风性特点

二之气（3/20 ～ 5/20）

39+17 410 115/126：二火一水；偏热，偏阴虚

三之气（5/21 ～ 7/22）

39+17 410 17/17：三火一水；偏热，偏阴虚，属热性特异体质

四之气（7/23 ～ 9/22）

39+17 410 126/28：一水一火；但出生于水年，中性偏寒，五行俱全

五之气（9/23 ～ 11/21）

39+17 410 28/39：二水一火；偏寒，偏阳虚

六之气（11/22 ～ 1/19/1957）

39+17 410 39/410：二水一火双木；偏寒，偏阳虚，且有风性特点

续表

1957 年

初之气（1/20 ～ 3/20）

410-28 115 410/126：一火无水双木；偏热，偏阴虚，且有风性特点

二之气（3/21 ～ 5/20）

410-28 115 115/17：三火无水；偏热，偏阴虚，属热性特异体质

三之气（5/21 ～ 7/22）

410-28 115 17/28：二火双金；偏热，偏阴虚，且有燥热特点

四之气（7/23 ～ 9/22）

410-28 115 126/39：一水一火；但出生于夏季，中性偏热，五行俱全

五之气（9/23 ～ 11/21）

410-28 115 28/410：一火无水双金双木；偏热，偏阴虚，有风燥特点

六之气（11/22 ～ 1/19/1958）

410-28 115 39/115：二火一水；偏热，偏阴虚

1958 年

初之气（1/20 ～ 3/20）

115+39 126 410/17：二火一水；偏热，偏阴虚

二之气（3/21 ～ 5/20）

115+39 126 115/28：二火一水；偏热，偏阴虚

三之气（5/21 ～ 7/22）

115+39 126 17/39：二火二水；但出生于夏季，中性偏热

四之气（7/23 ～ 9/22）

115+39 126 126/410：一火一水双土；但出生于夏季，中性偏热，有湿性特点

五之气（9/23 ～ 11/22）

115+39 126 28/115：二火一水；偏热，偏阴虚

六之气（11/23 ～ 1/20/1959）

115+39 126 39/126：二水一火双土；偏寒，偏阳虚，有湿性特点

1959 年

初之气（1/21 ～ 3/20）

126–410 17 410/28：一火双木；偏热，偏阴虚，且有风性特点

二之气（3/21 ～ 5/21）

126–410 17 115/39：二火一水；偏热，偏阴虚

三之气（5/22 ～ 7/22）

126–410 17 17/410：二火双木；偏热，偏阴虚，且有风性特点

四之气（7/23 ～ 9/23）

126–410 17 126/115：二火双土；偏热，偏阴虚，且有湿性特点

五之气（9/24 ～ 11/22）

126–410 17 28/126：一火双土；偏热，偏阴虚，且有湿性特点

六之气（11/23 ～ 1/20/1960）

126–410 17 39/17：二火一水；偏热，偏阴虚

1960 年

初之气（1/21 ～ 3/19）

28+115 28 410/39：一水一火双金；中性体质，且有燥性特点

二之气（3/20 ～ 5/20）

28+115 28 115/410：二火双金；偏热，偏阴虚，且有燥性特点

三之气（5/21 ～ 7/22）

28+115 28 17/115：三火双金；偏热，偏阴虚，属燥热性特异体质

四之气（7/23 ～ 9/22）

28+115 28 126/126：一火双金双土；偏热，偏阴虚，且有燥、湿特点

五之气（9/23 ～ 11/21）

28+115 28 28/17：二火三金；偏热，偏阴虚，属燥热性特异体质

六之气（11/22 ～ 1/19/1961）

28+115 28 39/28：一水一火三金；但出生于冬季，中性偏寒，属燥性特异体质

续表

1961 年

初之气（1/20 ～ 3/20）

39–126 39 410/410：二水双木；偏寒，偏阳虚，且有风性特点

二之气（3/21 ～ 5/20）

39–126 39 115/115：二水二火；但出生于水年，中性偏寒

三之气（5/21 ～ 7/22）

39–126 39 17/126：二水一火双土；偏寒，偏阳虚，且有湿性特点

四之气（7/23 ～ 9/22）

39–126 39 126/17：二水一火双土；偏寒，偏阳虚，且有湿性特点

五之气（9/23 ～ 11/21）

39–126 39 28/28：二水双金；偏寒，偏阳虚，且有燥性特点

六之气（11/22 ～ 1/19/1962）

39–126 39 39/39：四水无火；偏寒，偏阳虚，属比较重的寒性特异体质

1962 年

初之气（1/20 ～ 3/20）

410+17 410 410/115：二火三木；偏热，偏阴虚，属风热性特异体质

二之气（3/21 ～ 5/20）

410+17 410 115/126：二火双木：偏热，偏阴虚，有风性特点

三之气（5/21 ～ 7/22）

410+17 410 17/17：三火双木；偏热，偏阴虚，属风热性特异体质

四之气（7/23 ～ 9/22）

410+17 410 126/28：一火双木；偏热，偏阴虚，有风性特点

五之气（9/23 ～ 11/22）

410+17 410 28/39：一火一水双木；中性体质，有风性特点

六之气（11/23 ～ 1/20/1963）

410+17 410 39/410：一火一水三木；但出生于冬季，中性偏寒，属风性特异体质

1963 年

初之气（1/21 ～ 3/20）

115–28 115 410/126：二火无水；偏热，偏阴虚

二之气（3/21 ～ 5/21）

115–28 115 115/17：四火无水；偏热，偏阴虚，属较重的热性特异体质

三之气（5/22 ～ 7/22）

115–28 115 17/28：三火双金；偏热，偏阴虚，属燥热性特异体质

四之气（7/23 ～ 9/23）

115–28 115 126/39：二火一水；偏热，偏阴虚

五之气（9/24 ～ 11/22）

115–28 115 28/410：二火双金；偏热，偏阴虚，有燥性特点

六之气（11/23 ～ 1/20/1964）

115–28 115 39/115：三火一水；偏热，偏阴虚，属热性特异体质

1964 年

初之气（1/21 ～ 3/19）

126+39 126 410/17：一水一火双土；中性体质，有湿性特点

二之气（3/20 ～ 5/20）

126+39 126 115/28：一水一火双土；中性体质，有湿性特点

三之气（5/21 ～ 7/22）

126+39 126 17/39：二水一火双土；偏寒，偏阳虚，有湿性特点

四之气（7/23 ～ 9/22）

126+39 126 126/410：一水三土；偏寒，偏阳虚，属寒湿性特异体质

五之气（9/23 ～ 11/21）

126+39 126 28/115：一水一火双土；中性体质，有湿性特点

六之气（11/22 ～ 1/19/1965）

126+39 126 39/126：二水三土；偏寒，偏阳虚，属寒湿性特异体质

续表

1965 年

初之气（1/20 ～ 3/20）

28-410　17　410/28：一火双金双木；偏热，偏阴虚，有风燥特点

二之气（3/21 ～ 5/20）

28-410　17　115/39：二火一水；偏热，偏阴虚

三之气（5/21 ～ 7/22）

28-410　17　17/410：二火双木；偏热，偏阴虚，有风性特点

四之气（7/23 ～ 9/22）

28-410　17　126/115：二火无水；偏热，偏阴虚

五之气（9/23 ～ 11/21）

28-410　17　28/126：一火双金；偏热，偏阴虚，有燥性特点

六之气（11/22 ～ 1/19/1966）

28-410　17　39/17：二火一水；偏热，偏阴虚

1966 年

初之气（1/20 ～ 3/20）

39+115　28　410/39：二水一火；偏寒，偏阳虚

二之气（3/21 ～ 5/20）

39+115　28　115/410：二火一水；偏热，偏阴虚

三之气（5/21 ～ 7/22）

39+115　28　17/115：三火一水；偏热，偏阴虚，属热性特异体质

四之气（7/23 ～ 9/22）

39+115　28　126/126：一火一水双土；出生于夏季，中性偏热，有湿性特点

五之气（9/23 ～ 11/22）

39+115　28　28/17：二火一水双金；偏热，偏阴虚，有燥性特点

六之气（11/23 ～ 1/20/1967）

39+115　28　39/28：二水一火双金；偏寒，偏阳虚，有燥性特点

1967 年

初之气（1/21 ～ 3/20）

410–126 39 410/410：一水三木；偏寒，偏阳虚，属风寒性特异体质

二之气（3/21 ～ 5/21）

410–126 39 115/115：二火一水；偏热，偏阴虚

三之气（5/22 ～ 7/22）

410–126 39 17/126：一水一火双土；出生于夏季，中性偏热，有湿性特点

四之气（7/23 ～ 9/23）

410–126 39 126/17：一水一火双土；出生于夏季，中性偏热，有湿性特点

五之气（9/24 ～ 11/22）

410–126 39 28/28：一水双金；偏寒，偏阳虚，有燥性特点

六之气（11/23 ～ 1/20/1968）

410–126 39 39/39：三水无火；偏寒，偏阳虚，属寒性特异体质

1968 年

初之气（1/21 ～ 3/19）

115+17 410 410/115：三火双木；偏热，偏阴虚，属风热性特异体质

二之气（3/20 ～ 5/20）

115+17 410 115/126：三火无水；偏热，偏阴虚，属热性特异体质

三之气（5/21 ～ 7/22）

115+17 410 17/17：四火无水；偏热，偏阴虚，属较重的热性特异体质

四之气（7/23 ～ 9/22）

115+17 410 126/28：二火无水；偏热，偏阴虚

五之气（9/23 ～ 11/21）

115+17 410 28/39：二火一水；偏热，偏阴虚

六之气（11/22 ～ 1/19/1969）

115+17 410 39/410：二火一水双木；偏热，偏阴虚，有风性特点

续表

1969 年

初之气（1/20 ～ 3/20）

126–28 115 410/126：一火双土；偏热，偏阴虚，有湿性特点

二之气（3/21 ～ 5/20）

126–28 115 115/17：三火无水；偏热，偏阴虚，属热性特异体质

三之气（5/21 ～ 7/22）

126–28 115 17/28：二火双金；偏热，偏阴虚，有燥性特点

四之气（7/23 ～ 9/22）

126–28 115 126/39：一水一火双土；出生于夏季，中性偏热，有湿性特点

五之气（9/23 ～ 11/21）

126–28 115 28/410：一火双金；偏热，偏阴虚，有燥性特点

六之气（11/22 ～ 1/19/1970）

126–28 115 39/115：二火一水；偏热，偏阴虚

1970 年

初之气（1/20 ～ 3/20）

28+39 126 410/17：一水一火；中性体质，五行俱全

二之气（3/21 ～ 5/20）

28+39 126 115/28：一水一火双金；中性体质，有燥性特点

三之气（5/21 ～ 7/22）

28+39 126 17/39：二水一火；偏寒，偏阳虚

四之气（7/23 ～ 9/22）

28+39 126 126/410：一水双土；偏寒，偏阳虚，有湿性特点

五之气（9/23 ～ 11/22）

28+39 126 28/115：一水一火双金；中性体质，有燥性特点

六之气（11/23 ～ 1/20/1971）

28+39 126 39/126：二水双土；偏寒，偏阳虚，有湿性特点

1971 年

初之气（1/21 ～ 3/20）

39–410 17 410/28：一水一火双木；出生于水年，中性偏寒，有风性特点

二之气（3/21 ～ 5/21）

39–410 17 115/39：二水二火；出生于水年，中性偏寒

三之气（5/22 ～ 7/22）

39–410 17 17/410：二火一水双木；偏热，偏阴虚，有风性特点

四之气（7/23 ～ 9/23）

39–410 17 126/115：二火一水；偏热，偏阴虚

五之气（9/24 ～ 11/22）

39–410 17 28/126：一水一火；中性体质，五行俱全

六之气（11/23 ～ 1/20/1972）

39–410 17 39/17：二水二火；出生于水年冬季，中性偏寒

1972 年

初之气（1/21 ～ 3/19）

410+115 28 410/39：一水一火双木；中性体质，有风性特点

二之气（3/20 ～ 5/20）

410+115 28 115/410：二火双木；偏热，偏阴虚，有风性特点

三之气（5/21 ～ 7/22）

410+115 28 17/115：三火无水；偏热，偏阴虚，属热性特异体质

四之气（7/23 ～ 9/22）

410+115 28 126/126：一火双土；偏热，偏阴虚，有湿性特点

五之气（9/23 ～ 11/21）

410+115 28 28/17：二火双金；偏热，偏阴虚，有燥性特点

六之气（11/22 ～ 1/19/1973）

410+115 28 39/28：一水一火双金；出生于冬季，中性偏寒，有燥性特点

续表

1973 年

初之气（1/20 ～ 3/20）

115-126 39 410/410：一水一火双木；出生于火年，中性偏热，有风性特点

二之气（3/21 ～ 5/20）

115-126 39 115/115：三火一水；偏热，偏阴虚，属热性特异体质

三之气（5/21 ～ 7/22）

115-126 39 17/126：二火一水双土；偏热，偏阴虚，有湿性特点

四之气（7/23 ～ 9/22）

115-126 39 126/17：二火一水双土；偏热，偏阴虚，有湿性特点

五之气（9/23 ～ 11/21）

115-126 39 28/28：一水一火双金；出生于火年，中性偏热，有燥性特点

六之气（11/22 ～ 1/19/1974）

115-126 39 39/39：三水一火；偏寒，偏阳虚，属寒性特异体质

1974 年

初之气（1/20 ～ 3/20）

126+17 410 410/115：二火双木，偏热，偏阴虚，有风性特点

二之气（3/21 ～ 5/20）

126+17 410 115/126：二火双土；偏热，偏阴虚，有湿性特点

三之气（5/21 ～ 7/22）

126+17 410 17/17：三火无水；偏热，偏阴虚，属热性特异体质

四之气（7/23 ～ 9/22）

126+17 410 126/28：一火双土；偏热，偏阴虚，有湿性特点

五之气（9/23 ～ 11/21）

126+17 410 28/39：一火一水；中性体质，五行俱全

六之气（11/22 ～ 1/19/1975）

126+17 410 39/410：一水一火双木；出生于冬季，中性偏寒，有风性特点

五运是 10 年一周期，六气是 6 年一周期。五运六气的最小公倍数为 30 年，是一甲子的一半，这是因为六气的周期为地支一半的缘故。

这就是说，运气学五因素的周期为 30 年。以上我们列出了 30 年（1945～1974 年）的资料。1975～2004 年的资料可以从 1945～1974 年查出，方法是以所需查的年份减去 30 年。例如，欲查 1995 年可看 1965 年。为了读者方便，下面列出 1975～2004 年相应的年份。

1975 年，请查 1945 年。

1976 年，请查 1946 年。

1977 年，请查 1947 年。

1978 年，请查 1948 年。

1979 年，请查 1949 年。

1980 年，请查 1950 年。

1981 年，请查 1951 年。

1982 年，请查 1952 年。

1983 年，请查 1953 年。

1984 年，请查 1954 年。

1985 年，请查 1955 年。

1986 年，请查 1956 年。

1987 年，请查 1957 年。

1988 年，请查 1958 年。

1989 年，请查 1959 年。

1990 年，请查 1960 年。

1991 年，请查 1961 年。

1992 年，请查 1962 年。

1993 年，请查 1963 年。

1994 年，请查 1964 年。

1995 年，请查 1965 年。

1996 年，请查 1966 年。

1997 年，请查 1967 年。

1998 年，请查 1968 年。

1999 年，请查 1969 年。

2000 年，请查 1970 年。

2001 年，请查 1971 年。

2002 年，请查 1972 年。

2003 年，请查 1973 年。

2004 年，请查 1974 年。

不在 1945 ～ 2004 年的，也可以查出，方法是：1945 年以前之年，以所需查的年份加上 60 年。例如，欲查 1910 年可看 1970 年。2004 年以后之年，以所需查的年份减去 60 年。例如，欲查 2005 年可看 1945 年。

下面列出阴虚，阳虚体质不舒服时的典型特征：

阴虚体质：面红，咽干口燥，舌红少苔，五心烦热，潮热盗汗，头晕目眩，失眠多梦，两眼干涩，等等。

阳虚体质：神疲乏力，少气懒言，形寒怕冷，小便清长，大便稀溏，腰酸膝软，下肢发冷或手脚发凉，舌淡苔白，腹冷喜温，等等。

综上所述，总人口中大约有 3/4 的人是偏寒性或偏热性体质的；大约有 1/4 的人是特异体质，极少数人是中性体质。

在以上 3/4 的人口中，又分为风性特征、湿性特征与燥性特征 3 种人。

这 3 种特征与寒、热相结合，便形成了风寒、风热、湿寒、湿热、燥寒、燥热这 6 种综合特征。

这三种特征之人各有易中邪（生病）的脏腑和易中邪的天气。

风性特征之人的肝脏易受邪，易在厥阴风木主令时受邪。

湿性特征之人的脾胃易受邪，易在太阴湿土主令时受邪。

燥性特征之人的肺脏易受邪，易在阳明燥金主令时受邪。

此外，偏寒性特征之人易受邪的时段为秋冬，或应温反寒之时；偏热性特征之人易受邪的时段为春夏，或应寒反温之时。

至于特异体质之人，则比以上各类人群更需要自我保护和预防。特异体质之人，是在五行中的某一方面偏向较大的人群。如遇到与自己体质特征相应的天气，如热性体质之人遇到少阳相火司天的夏季，天人加临，这一倾向性就会倍加突出，更易受邪。

特异体质之人易病时段如下：

风性特异体质之人：年运为"木太过"之年（逢"2"之年），或风木因素多的时段；或年运为"金太过"之年（逢"0"之年），或燥金因素多的时段（金克木）。

热性特异体质之人：年运为"火太过"之年（逢"8"之年），或火因素多的时段；或年运为"水太过"之年（逢"6"之年），或寒水因素多的时段（水克火）。

湿性特异体质之人：年运为"土太过"之年（逢"4"之年），或湿土因素多的时段；或年运为"木太过"之年（逢"2"之年），或风木因素多的时段（木克土）。

燥性特异体质之人：年运为"金太过"之年（逢"0"之年），或燥金因素多的时段；或年运为"火太过"之年（逢"8"之年），或火因素多的时段（火克金）。

寒性特异体质之人：年运为"水太过"之年（逢"6"之年），或寒水因素多的时段；或年运为"土太过"之年（逢"4"之年），或湿土因素多的时段（土克水）。

因此，理解了自己的体质特征，就可以做自己的"上工"。这对于预防和"治未病"都有重大意义。

同时，还应理解，体质是与生俱来的。即使是暂时看不出这一特征，也只是处于隐性状态，尚未显现而已。等到适当的时机，又将"浮出水面"。因此，对自己体质的预防和调理，应当看作是长期的、终生的事项为妥。

下面看两个实例：一个人出生于1984年初之气（1月20日至3月20日）。凡逢双数之年为太过之年；逢"4"之年为土年，因此属出生于"土太过"之年。土太过之年出生的人，从表4-1可以查出，其五脏的特点是肾水较弱，脾土和肝木次之。因此，应以调理肾水为重点，兼顾脾土和肝木。从表4-4中查出，此人的体质特点为一火一水，中性体质，五行俱全。此人为少见的阴阳平衡体质，对健康极为有利。

第二个例子是出生于1955年12月。凡逢单数之年为不及之年，逢"5"之年为金年，因此为金不及之年。金不及之年出生的人，从表4-1查出，其五脏特点为肺金较弱，心火与肝木次之。因此，应以调理肺金为重点，兼顾心火与肝木。从表4-4查出，12月属于六之气，此人体质特点为"三水无火"，偏寒、偏阳虚，属寒性特异体质。此人寒性较重，易于秋冬生病。因此，秋冬季节是预防的重点，加上此人最弱的是肺金，所以，总体来说，应以秋冬预防呼吸道疾病为主，尽量增强身体的阳气。

如果你能根据本书以上的内容，为自己和家人做出类似的预测，那么，祝贺你，你已经在运气学中级班毕业了。

第四节　2007 年天气预测

上两节讨论了"人"，本节讨论"天"，下一节讨论"天人相应"。

首先让我们来看看《黄帝内经》对丁亥年的天气预测。

《气交变大论》曰：

"岁木不及，燥乃大行……"

木运不及，燥气就会旺盛。人们多患虚寒，两胁疼痛，少腹痛，腹中鸣响，大便溏泄……炎热之气郁于皮毛，多病寒热、疮疡、痱疹、痈痤……脾土受邪，火气后起，所以心气亦继之亢盛，火气克金，在疾病是咳嗽鼻塞。

说明"木不及"之年一般是风气与金气相对抗，而火气可能来复。但是，《黄帝内经》又讲到：如果春天气候正常，则秋天气候也会正常。

《气交变大论》曰：

"木不及，春有鸣条律畅之化……"

木运不及的，如果春天有正常时令，那秋天也就有正常气候；如果春天反见寒冷霜冻的秋天气候，那夏天就有特别炎热的反应。在人体应在肝脏，其病所内在为两胁部，外在筋骨关节。

这说明人们需要观察本地气候的特点。如果上半年天气太过，下半年将会出现相应的复气。对于"木不及"之年来说，金气为胜气，火气为复气。有胜则有复，无胜则无复，胜大则复大。

《黄帝内经》并分析了六气过盛对人体的影响。

《至真要大论》曰：

"清气大来，燥之胜也，风木受邪……"

清气大来是燥气之胜，风木受邪，肝病就发了；热气大来是火气之胜，燥金受邪，肺病就发生了；寒气大来，是水气之胜，火热受邪，心病就发生了；湿气大来是土气之胜，寒水受邪，肾病就发生了；风气大来是木气之胜，土湿受邪，脾病就发生了；这些都是感受胜气之邪而生病的。如果遇到运气不足之年，则邪气更甚。

《六元正纪大论》中说：厥阴风木之气至而致病，为腹中拘急；为肝气不舒，胁部支撑疼痛；为胁痛，呕吐泻利。

少阴君火之气至而致病，为疮疡皮疹身热；为心神不宁，易惊而惑乱，恶寒战栗，谵言妄语；为多言善笑。

太阴湿土之气至而致病，为水饮积聚，阻塞不通；为脾气不运，蓄积胀满；为身重浮肿。

少阳相火之气至而致病，为喷嚏呕吐，为疮疡；为胆气被伤，易惊，躁动不安，昏晕闷昧，常突然发病；为急剧泻利不止，肌肉抽搐；常突然死亡。

阳明燥金之气至而致病，为皮肤气肿；为胃足阳明之经脉不适，鼻塞，尻阴股膝胫足等处发病；为鼻塞喷嚏。

太阳寒水之气至而致病，为关节屈伸不利；为膀胱足太阳之经脉不适，发为腰痛；为大便泻利，津液之窍道闭止不通。

并说：

风气胜者则动而不宁。

热气胜者则肿。

湿气胜者则湿泻，甚则水气闭滞而为浮肿。

燥气胜者则干。

寒气胜者则虚浮。

《黄帝内经》还分析了当天气不正常，即应至的天气未至；应退位天气未退位等现象。

以下笔者将按照《黄帝内经》的思路，逐一加以分析。

第一种可能性。笔者称之为"标准状态"。

《六元正纪大论》曰：

"厥阴司天之政，气化运行后天……"

厥阴司天，其气不及，天气特点是后天时而至。厥阴司天则少阳在泉。风气燥气，火气热气，互为胜复，交替发作。热病生于人之下部，风病生于人之上部，风气与燥气则互为胜复，见于人体中部。

初之气，主气为厥阴风木，客气为阴明燥金，寒气开始严厉，杀伐之气方来。人们易患寒病于右侧下方。

二之气，主气为少阴君火，客气为太阳寒水，寒冷的雨水时常降下，若阳气来复则人们易患内部热。

三之气，主气为少阳相火，客气为厥阴风木，人们易患两目流泪，耳鸣，头目眩晕等病。

四之气，主气为太阴湿土，客气为少阴君火，人们易患黄疸病，以至于浮肿。

五之气，主气为阳明燥金，客气为太阴湿土，燥气与湿气互有胜负，寒气侵及人体。

终之气，主气为太阳寒水，客气为少阳相火，其发病则为温疠。

这是《黄帝内经》按照最可能发生的天气描述的 2007 年丁亥年的天气状态。按照笔者在第三章第十节建立的数理模型，我们把这些定性的描述转化为数字，以便与下节"天人加临"的数理模型接轨。

丁亥年初之气（1/20 ～ 3/19）

运气学五因素：

年运 =410-　　（木不及）

司天 =410　　（厥阴风木）

在泉 =17　　（少阳相火）

主气 =410　　（厥阴风木）

客气 =28　　（阳明燥金）

在第三章第十节中，我们已经计算过天气合力值。现抄录如下：

五因素作用力：　　肝 10　　心 5　　脾 –15　　肺 0　　肾 0

天气合力：　　　　肝 60　　心 55　　脾 35　　肺 50　　肾 50

二之气（3/20 ～ 5/20）

五因素：410-，410，17；主气：115（少阴君火）；客气：39（太阳寒水）。

对于肝木：410 两次；作用力为 10；五因素作用力为 10。

对于心火：17 和 115 两次；作用力为 10；39 一次，（水克火）作用力为 –5。

五因素作用力为 10+（–5）=5。

对于脾土:（土克木）410 两次；作用力为 –10；五因素作用力为 –10。

对于肺金：17和115两次；（火克金）作用力为 –10；五因素作用力为 –10。

对于肾水：39一次；作用力为5；五因素作用力为5。

因此，二之气五因素作用力和天气合力（五因素作用力加上50）如下：

五因素作用力：　肝10　心5　脾 –10　肺 –10　肾5

天气合力：　　　肝60　心55　脾40　肺40　肾55

三之气：（5/21 ~ 7/22）

五因素：410–，410，17；主气：17（少阳相火）；客气：410（厥阴风木）。

对于肝木：410三次，作用力为15；五因素作用力为15。

对于心火：17两次，作用力为10；五因素作用力为10。

对于脾土：（木克土）410三次，作用力为 –15；五因素作用力为 –15。

对于肺金：（火克金）17二次，作用力为 –10；五因素作用力为 –10。

对于肾水：五因素作用力为0。

因此，三之气天气因素如下：

五因素作用力：　肝15　心10　脾 –15　肺 –10　肾0

天气合力：　　　肝65　心60　脾35　肺40　肾50

四之气（7/23 ~ 9/22）

五因素：410–，410，17；主气：126（太阴湿土）；客气：115（少阴君火）。

对于肝木：410二次，作用力为10；五因素作用力为10。

对于心火：17，115二次，作用力为10；五因素作用力为10。

对于脾土：126一次，作用力为5；（木克土）410二次，作用力为 –10；五因素作用力为 –5。

对于肺金：（火克金）17，115二次，作用力为 –10；五因素作用力为 –10。

对于肾水：（土克水）126一次，作用力为 –5；五因素作用力为 –5。

因此，四之气天气因素如下：

五因素作用力：　肝10　心10　脾 –5　肺 –10　肾 –5

天气合力：　　　肝60　心60　脾45　肺40　肾45

五之气:(9/23 ~ 11/20)

五因素:410–,410,17;主气:28(阳明燥金);客气:126(太阴湿土)。

对于肝木:410二次,作用力为10;(金克木)28一次,作用力为–5;五因素作用力为5。

对于心火:17一次,作用力为5;五因素作用力为5。

对于脾土:126一次,作用力为5;(木克土)410二次,作用力为–10;五因素作用力为–5。

对于肺金:28一次,作用力为5;(火克金)17一次,作用力为–5;五因素作用力为0。

对于肾水:(土克水)126一次,作用力为–5;五因素作用力为–5。

因此,五之气天气因素如下:

五因素作用力:	肝 5	心 5	脾 –5	肺 0	肾 –5
天气合力:	肝 55	心 55	脾 45	肺 50	肾 45

六之气(11/21 ~ 1/19/2008)

五因素为:410–,410,17;主气:39(太阳寒水);客气:17(少阳相火)。

对于肝木:410二次,作用力为10;五因素作用力为10。

对于心火:17二次,作用力为10;(水克火)39一次,作用力为–5;五因素作用力为5。

对于脾土:(木克土)410二次,作用力为–10;五因素作用力为–10。

对于肺金:(火克金)17二次,作用力为–10;五因素作用力为–10。

对于肾水:39一次,作用力为5;五因素作用力为5。

因此,六之气天气因素如下:

五因素作用力:	肝 10	心 5	脾 –10	肺 –10	肾 5
天气合力:	肝 60	心 55	脾 40	肺 40	肾 55

五因素作用力非常直观地给出了天气作用的方向(正数为"太过",负数为"不及")和作用的大小。天气合力的作用要在"天人加临"时才能看出来。

将五因素作用力的六步之值列出来,正好是一个六乘六的矩阵(表4-5)。

表 4-5　2007 年五因素作用力

	肝木	心火	脾土	肺金	肾水
初之气（1/20～3/19）	10	5	−15	0	0
二之气（3/20～5/20）	10	5	−10	−10	5
三之气（5/21～7/22）	15	10	−15	−10	0
四之气（7/23～9/22）	10	10	−5	−10	−5
五之气（9/23～11/20）	5	5	−5	0	−5
六之气（11/21～1/19）	10	5	−10	−10	5

从横向看，可以看出每一个时段五脏风险的大小和"太过""不及"的方向。从纵向看，可以看出每一脏位，在各个不同时空段风险的大小和方向。

从横向看，风险最大的是"初之气"的脾土，方向是"不及"，和"三之气"的肝木，方向是"太过"，以及"三之气"的脾土，方向是"不及"。

从纵向看，全年风险最大的是肝木（三之气）和脾土（初之气与三之气）。因此，从总人口宏观医疗来说，2007 年丁亥年的预防重点应为肝和脾，预防时段为"初之气"和"三之气"。

第二种可能性：春寒。

《本病论》曰：

"厥阴不迁正，即风暄不时，花卉萎瘁，民病淋溲，目系转，转筋喜怒，小便赤。风欲令而寒由不去，温暄不正，春正失时。"

《黄帝内经》这里讲，如果风木温暖之气不能应时来到，则花卉枯萎，人们易患淋病，目病，筋病，善怒，小便赤。风气欲施其令而寒气不退，温暖的气候不得正时，则失去正常的春令。

《本病论》又说：司天之气不得迁居于正位，就是上年司天之气超过了交司之日。也就是上年司天之气太过，其值时有余日，仍旧治理着本年的司天之数，所以使新司天不得迁正。

太阳寒水不退位时，则春季又发生寒冷的气候，冰雹降下，阴沉之气昏暗覆盖，至二之气时，寒气尚未退去，人们易患寒性厥逆，阴痿不用，小便失禁，腰膝皆痛等病，温疠之发作较晚。

先看 2006 年，是"太阳寒水"司天。如果"司天不退位"，因此，初之气，二之气天气过寒，应温反寒。如何计算这种情况呢？

我们可以把丁亥年司天的"厥阴风木"替换成"太阳寒水"，重新计算初之气和二之气五因素的作用力（表 4-6）。

表 4-6 春寒五因素

初之气五因素	410-	39	17	410/28
二之气五因素	410-	39	17	115/39

重新计算后的矩阵见表 4-7：

表 4-7 春寒矩阵

	肝	心	脾	肺	肾
初之气五因素	5	5	-10	0	5
二之气五因素	5	0	-5	-10	10

对照两个矩阵，可以看出，对肾水的压力大了，而对肝脾的压力小了。

第三种可能性是：燥气偏胜，火气来复。

这一点在以上《黄帝内经》的引言中讲得非常清楚。如何放入数理模型呢？

"燥气偏胜"指的是上半年，我们可以设想，上半年司天不再是"厥阴风木"，而是"阳明燥金"；

"火气来复"指的是下半年，我们可以用"少阳相火"来取代"司天"的"厥阴风木"。其结果如下（表 4-8）：

表 4-8 运气学五因素

初之气	410-	28	17	410/28
二之气	410-	28	17	115/39
三之气	410-	28	17	17/410
四之气	410-	17	17	126/115
五之气	410-	17	17	28/126
六之气	410-	17	17	39/17

经过计算，相应的五因素矩阵见表4-9：

表4-9　五因素矩阵

	肝	心	脾	肺	肾
初之气	0	5	−10	5	−5
二之气	0	5	−5	−5	5
三之气	5	10	−10	−5	0
四之气	5	15	0	−15	−5
五之气	0	10	0	−5	−5
六之气	5	10	−5	−15	5

与最初的矩阵相比，最大的变化是将天气的压力由肝脾转移到心肺上面，并且下半年压力最大。

上半年对肝木的压力反而由于金气加强而被化解了。这一点是笔者始料不及的。这提示我们：天气因素有时并不像我们表面感受到和看到的那样简单直接。

第四种可能性是在以上第一种可能性的基础上，发生"土疫"。

《刺法论》曰：

"黄帝问曰：刚柔二干，失守其位，使天运之气皆虚乎？与民为病，可得平乎？岐伯曰：深乎哉问！明其奥旨，天地迭移，三年化疫，是谓根之可见，必有逃门。"

《黄帝内经》这里讲，司天在泉之气，逐年更迭迁移，若刚柔失守，三年左右，化而为疫。

发生"土疫"（脾胃疾病）的原因是：在此3年之前为"土太过"之年，如果局部气候"刚柔失守"即天气反常，就会埋下脾胃病的根子。

那么，为什么3年之后发作呢？让我们来分析一下这3年的五运六气的情况。

第一年为"金不及"之年，"金"为"土"之子，碍于"母子关系"，"土疫"不好意思发作；第二年为"水太过"之年，水气强盛，"土疫'克制不了水，而这一年木气正常，又能制衡土气，因此又拖了下来；第三年是2007年丁亥年即"木不及"之年，这一年木气偏弱，克制不了土气，因此，"土疫'就可能发作。

再看 2007 年脾土的五因素作用力（表 4–10）：

表 4–10　2007 年脾土五因素作用力

初之气	−15
二之气	−10
三之气	−15
四之气	−5
五之气	−5
六之气	−10

这可以说明全年脾土都处于虚弱状态，造成"土疫'发作的可乘之机。如果"土疫'发作，一定是平素脾胃虚弱之人首先受邪。

有些读者可能要问，运气学的理论与实际天气的符合程度如何呢？

让我们转引杨力教授在《中医运气学》中引证的一些资料：

中原地区为中华文明的发祥地，也可能是运气学当初资料最多的地区。因此符合率最高：中运（年运）符合率 100%；司天符合率 96.6%；在泉符合率 100%；六气符合率 98.3%。

其他地区：西安：76%；长沙：65.7%；兰州：70%；等等。

这说明运气学五因素可以概括大部分亚热带气候特征。中国和美国领土大部分位于亚热带。因此，用运气学五因素是可以预测这两国或类似国家气候的。

对于南半球又如何呢？

现在虽然没有足够的资料，但笔者推论，对于南半球位于亚热带的国家也同样适用。只不过南半球的夏季是北半球的冬季，而且南半球的北方是热，南方是寒，与北半球相反。至于南北极和赤道附近，是否能应用五运六气学说，尚有待于有志者进一步研究。

第五节　2007 年天人加临

以上我们分别预测了各年出生之人的体质等情况，还预测了在 2007 年有可能发生的几种天气情况。本节进行天人加临预测。

所谓天人加临，就是在综合考虑天气和人体现状下而进行的人体五脏的健康预测。

笔者将用4种方法进行预测。头一种是年度预测；后3种是年内的分阶段预测。

年度预测的第一种方法是在本章第二节中讨论过的，依据笔者的"弱脏理论"而推出的"人体三角关系"，在2007年的具体应用。

在第二节中，我们提出每一个人在逢"3""4""6""7""10"的岁数时，应加强对自己的健康预防性措施。

那么，在2007年，这个理论的应用如何呢？

首先，2007年丁亥年是"木不及"之年。本年逢"10"岁之人，如，10岁，20岁，30岁，40岁……都是"木不及"之年出生之人。因此这类人群都很可能具有天生的天气烙印，表现在五脏中，是有三脏偏弱，即肝（不及）；肺（太过）；脾（太过）。

2007年本年的天气会使本来"不及"的更加"不及"；本来"太过"的加倍"太过"。

因此，逢"10"之岁之人须加强预防和保养这三个脏腑。

其次，逢"3"之岁之人（3、13、23岁……），是在逢"4"之年出生之人，属于"土太过"之人。2007年是"木不及"之年，从五行相生相克的关系看，"木弱不能克土"，因此，2007年就具有"土太过"的特点。因此应预防脾土病于"太过"。

再次，逢"4"之岁之人（4、14、24岁……），都是逢"3"之年出生的，属于"火不及"之人。"火不及"则"金太过"，因为火过弱而使本来平衡的金过强了。因此，逢"4"岁之人在2007年，需要预防肺金病于"太过"。

再次，逢"6"之岁之人（6、16、26岁……），都是逢"1"之年出生的，属于"水不及"之人。"水不及"则"土太过"，因为水过弱而使本来平衡的、克制水的土过强了。因此，逢"6"岁之人在2007年，同样需要预防脾土病于"太过"。

再次，逢"7"岁之人（7、17、27岁……），都是在"0"年出生之人，属于"金太过"之人。"金太过则木不及",即"以金克木"也。2007年丁亥年又是"木不及"之年,因此须预防肝木病于"不及"。

下面转入2007年年内分阶段的预测。

年内预测的第一个方法是将"天人加临"的数理模型应用于2007年。

首先看"标准状态",即按照运气学五因素推算出来的天气情况,进行"天人加临"。

在第三章第十节中,我们已经计算出了10种人的数理模型值,在本章第四节中我们已计算出了天气的"标准状态"值。现将这两部分相加。

初之气矩阵:(1/20～3/20)

表4-11 初之气矩阵

	肝	心	脾	肺	肾
木太过年出生之人	120	105	75	90	100
火太过年出生之人	110	115	85	90	90
土太过年出生之人	100	105	95	100	90
金太过年出生之人	100	95	85	110	100
水太过年出生之人	110	95	75	100	110
木不及年出生之人	100	105	95	110	100
火不及年出生之人	110	95	85	110	110
土不及年出生之人	120	105	75	100	110
金不及年出生之人	120	115	85	90	100
水不及年出生之人	110	115	95	100	90

从以上数字可以看出2007年初之气时的天气。

对"木太过"之人(逢"2"之年出生)的肝、脾压力较大。

对"水太过"之人(逢"6"之年出生)的脾压力较大。

对"土不及"之人(逢"9"之年出生)的肝、脾压力较大。

对"金不及"之人(逢"5"之年出生)的肝压力较大。

以上这类人群应注意防患于未然。以下我们仅给出结果,请读者类推。

二之气矩阵:（3/21 ～ 5/20）

表 4-12　二之气矩阵

	肝	心	脾	肺	肾
木太过年出生之人	120	105	80	80	105
火太过年出生之人	110	115	90	80	95
土太过年出生之人	100	105	100	90	95
金太过年出生之人	100	95	90	100	105
水太过年出生之人	110	95	80	90	115
木不及年出生之人	100	105	100	100	105
火不及年出生之人	110	95	90	100	115
土不及年出生之人	120	105	80	90	115
金不及年出生之人	120	115	90	80	105
水不及年出生之人	110	115	100	90	95

三之气矩阵:（5/21 ～ 7/22）

表 4-13　三之气矩阵

	肝	心	脾	肺	肾
木太过年出生之人	125	110	75	80	100
火太过年出生之人	115	120	85	80	90
土太过年出生之人	105	110	95	90	90
金太过年出生之人	105	100	85	100	100
水太过年出生之人	115	100	75	90	110
木不及年出生之人	105	110	95	100	100
火不及年出生之人	115	100	85	100	110
土不及年出生之人	125	110	75	90	110
金不及年出生之人	125	120	85	80	100
水不及年出生之人	115	120	95	90	90

四之气矩阵:(7/23 ~ 9/22)

表 4-14　四之气矩阵

	肝	心	脾	肺	肾
木太过年出生之人	120	110	85	80	95
火太过年出生之人	110	120	95	80	85
土太过年出生之人	100	110	105	90	85
金太过年出生之人	100	100	95	100	95
水太过年出生之人	110	100	85	90	105
木不及年出生之人	100	110	105	100	95
火不及年出生之人	110	100	95	100	105
土不及年出生之人	120	110	85	90	105
金不及年出生之人	120	120	95	80	95
水不及年出生之人	110	120	105	90	85

五之气矩阵:(9/23 ~ 11/21)

表 4-15　五之气矩阵

	肝	心	脾	肺	肾
木太过年出生之人	115	105	85	90	95
火太过年出生之人	105	115	95	90	85
土太过年出生之人	95	105	105	100	85
金太过年出生之人	95	95	95	110	95
水太过年出生之人	105	95	85	100	105
木不及年出生之人	95	105	105	110	95
火不及年出生之人	105	95	95	110	105
土不及年出生之人	115	105	85	100	105
金不及年出生之人	115	115	95	90	95
水不及年出生之人	105	115	105	100	85

六之气矩阵：（11/22-1/19/08）

表4-16 六之气矩阵

	肝	心	脾	肺	肾
木太过年出生之人	120	105	80	80	105
火太过年出生之人	110	115	90	80	95
土太过年出生之人	100	105	100	90	95
金太过年出生之人	100	95	90	100	105
水太过年出生之人	110	95	80	90	115
木不及年出生之人	100	105	100	100	105
火不及年出生之人	110	95	90	100	115
土不及年出生之人	120	105	80	90	115
金不及年出生之人	120	115	90	80	105
水不及年出生之人	110	115	100	90	95

从以上的计算结果来看，凡是大于120或小于80的，说明"太过"和"不及"的倾向非常明显，应为预防重点。即使在80～120区间，仍有程度的不同。比如，在90～110区间的，属于健康风险最小；在80～90区间的，具有中等"不及"的倾向；而在110～120区间的，具有中等"太过"的倾向。换句话说，凡是大于120或小于80的，应亮起红灯；凡是在80～90或110～120区间的，应亮起黄灯；凡是在90～110区间的，应亮起绿灯。

上一节我们讨论过，2007年的天气有几种可能性最大。第一种是按五因素的天气；第二种是春寒；第三种是燥气偏胜，火气来复；第四种是发生"土疫"。发生"土疫"的可能性全年都有，但以夏季湿热之气主令时段可能性更大。下面我们讨论第二、三种可能。

第二种可能：春寒。

根据我们在上一节计算的五因素矩阵，可以推算出在初之气和二之气的天人加临矩阵。

初之气矩阵：（1/20 ～ 3/20）

表 4-17　初之气矩阵

	肝	心	脾	肺	肾
木太过年出生之人	115	105	80	90	105
火太过年出生之人	105	115	90	90	95
土太过年出生之人	95	105	100	100	95
金太过年出生之人	95	95	90	110	105
水太过年出生之人	105	95	80	100	115
木不及年出生之人	95	105	100	110	105
火不及年出生之人	105	95	90	110	115
土不及年出生之人	115	105	80	100	115
金不及年出生之人	115	115	90	90	105
水不及年出生之人	105	115	100	100	95

在春寒的天气下：

天气对于"木太过"之人（逢"2"之年出生）的脾压力较大。

天气对于"土不及"之人（逢"9"之年出生）的脾压力较大。

天气对于"水太过"之人（逢"6"之年出生）的脾压力较大。

总体看来，如遇春寒，都是对脾的压力大。

二之气矩阵：（3/21 ～ 5/20）

表 4-18　二之气矩阵

	肝	心	脾	肺	肾
木太过年出生之人	115	100	85	80	110
火太过年出生之人	105	110	95	80	100
土太过年出生之人	95	100	105	90	100
金太过年出生之人	95	90	95	100	110
水太过年出生之人	105	90	85	90	120

	肝	心	脾	肺	肾
木不及年出生之人	95	100	105	100	110
火不及年出生之人	105	90	95	100	120
土不及年出生之人	115	100	85	90	120
金不及年出生之人	115	110	95	80	110
水不及年出生之人	105	110	105	90	100

请读者自行推导。

第三种可能性：燥气偏胜，火气来复。

请读者自行计算。

第四种可能性，即"土疫"，在上面已经进行了分析。

让我们根据历史资料，来看看"天人加临"方法的两个案例。

最近的 6 位美国总统，有 4 位尚健在。我们就举近年来逝世的两位美国总统为例。

里根（2/6/1911 ~ 6/5/2004）出生于"水不及"之年；福特（7/14/1913 ~ 12/27/2006）出生于"火不及"之年。这两位受世人尊敬和高龄的总统，去世于各种意外的可能性最小。因此，可以使用笔者的运气学数理模型来做一个分析。

里根出生于"水不及"之年。水不及则心火"太过"。里根 10 年前患有老年痴呆症（AD）。我们知道，心主神明，因此 AD 是与心火有密切联系的。里根去世于肺炎，日期是 6/5/2004。这一时段用运气学五因素来表示是：126+；17；410；17/17。这其中有 3 个火，又正值夏天。心火本来"太过"，又逢三火主令，火克金，因此得了肺炎。根据第三章的数理模型计算，出生于"水不及"之人的心火为 60；而 6/5/2004 的日子属于三之气，运气学五因素合力值为 15，因此，此时"天人加临"值为 125，正是心火易于"太过"的时段。

再看福特。福特出生于"火不及"之年，因此，属于心火"不及"，与里根相反。福特曾经做过安装心脏起搏器的手术，可见其"心火"较弱。福特去世时，运气学的五因素为：39+；39；126；39/126。属于三水双土。我们知道，水克火。而福特总统的心火本来就"不及"，再也禁不住三个寒水的作用。根据数理模型，福特的心火为 40，去世时运气学五因素，对心火的作用力为 –15；"天人加临"合力值为 75。

按照运气学的理论推测，里根总统去世于心火"太过"；而福特总统去世于心火"不及"。而这二位总统去世时段的数理模型值恰好在 80 ～ 120 范围之外。

由此可见，出生之年与一个人一生的健康特点和健康状态相关。

下面我们进行 2007 年内预测的第二种方法，即按体质类别进行预测。

大部分人都有偏阴虚或偏阳虚的倾向。当这种倾向很轻微的时候，本人因为习惯自己的身体而毫无察觉。但是，当不利于自己身体的气候来临之时，这种倾向就可以很明显地表现出来。

例如，当天气应寒反温之时，阴虚之人特别容易"受邪"，即外感风寒而出现的种种症状；而阳虚之人在同样的天气时多半都没有什么反应。

让我们来分析一下这其中的原因。

所谓"阴虚"，是指人体内阴偏少而阳偏多。

因此，如果遇上阳偏多的天气，如应寒反温的天气时，阴将虚得更厉害。这样阳"太过"而阴"不及"，人体虚弱的部位就会出现种种反应，病邪也容易乘虚而侵入身体。

这是因为，当气候应寒反温时，人体本来按照一年四季调整好的生物节律，遇到了比正常天气"阳"更多的气候（温代表阳的比例，应寒反温说明阴的成分比正常天气少，而阳的比例却增加了。这与每天的阴晴没有必然联系）。人体本来阳"太过"而"阴不及"，这样一来导致"太过"的更过；"不及"的更加不及，人体自然就感觉不舒服。

有意思的是，这种不舒服，很多时候不是室温所能调节的。很可能天地阴阳除了能够测量的气压、温度、湿度、风力、风向、日照等之外，还有一些我们感觉不到的因素，如宇宙射线等。

总之，阴虚之人在天热时易中邪，当气候应寒反温时易中邪，在阴历十五前后易中邪，因为这些时候都是阳盛阴虚之时。"天之虚"逢"人之虚"，自然不妙。

而阳虚之人正好相反，在天寒时易中邪，在应温反寒时易中邪，在阴历初一前后易中邪。其理相同。明白了这个道理，每个人自然应该关心自己的体质，以便及时"趋吉避凶"。

下面让我们来分析一下 2007 年六步对不同体质之人的影响。

初之气运气学五因素：410-；410；17；410；28。

最突出的特点为 3 个厥阴风木，并带一点风热和风燥，对体质带有风的特征之人不利。

二之气运气学五因素：410-；410；17；115；39。

二火双风，明显的是风热性气候，对风热体质之人不利。天气中还有寒的因素，有可能寒热往来，胜复交错。如果应温反寒，对阳虚之人不利。

三之气运气学五因素：410-；410；17；17；410。

二火三风，同样是风热性气候，对风热体质之人不利。对阴虚体质之人也是一道坎儿。

四之气运气学五因素：410-；410；17；126；115。

二火双风，夹一点湿，属风、热、湿气候，风热、风湿体质之人需着意预防。阴虚之人也要预防。

五之气运气学五因素：410-；410；17；28；126。

双风夹热、燥、湿，属风热、风燥、风湿之人需要加强预防。

六之气运气学五因素：410-；410；17；39；17。

二火双风，夹一些寒气。从天时上看，六之气属冬季，应该是滴水成冰的季节。而 2007 年丁亥年六之气却是风火占主导。如果出现暖冬的现象，风热体质之人，阴虚体质之人都易感病邪，出现《黄帝内经》上讲的"温疠"。

以上分析的是天气"标准状态"，即第一种可能性。

第二种可能性：春寒。

这是天气应温反寒，阳虚之人会感到很不舒服。

第三种可能性：燥气偏胜，火气来复。

上半年偏燥体质之人需多加小心；下半年偏热或偏阴虚体质之人需多加小心。

第四种可能性：发生"土疫"。

湿性体质（包括风湿性、湿热性）之人需小心防范。

举例来说，如果一个人出生于 1955 年初之气。从表 4-4 中可以查出，此人"一水双木"。换句话说，此人在运气学五因素中，只有水，没有火，因此体质偏寒。偏寒者，阴重也，因此，阳气不足，属于偏阳虚体质。运气学五因素中又有两个厥阴风木，因此具有风性特点。此人本来已经风性偏盛，如遇风性过盛的天气，天人加临，容易出现属于风性的问题。

从2007年六步分阶段来看，2007全年风气较盛，尤其是初之气（三风）和三之气（三风），为此类体质人的预防重点。但2007年的天气，对此类人群也有有利的一面。即天气寒性少于往年，而热气偏盛，因此，所有属于阳虚体质之人都得天之助，感觉比较舒服。

如果当地气候出现春寒，则此人应在初之气和二之气注意穿暖，并适当温补阳气。

下面我们讨论年内预测的最后一种方法。这种方法的特点是"简单"，因此它是为"大忙人"准备的。

在第三章第八节我们讨论过这种预测方法（即预测甲法），现抄录如下：

1. 列出每一步（两个月）的运气学五因素。

2. 对于每一个脏腑，列出五因素中相同的六气，以及克制它的六气。

3. 计算每一个脏腑六气因素的总和。

4. 由多到少，将六气因素之和排列，这就是五脏受邪风险的大小。

表4-19　五脏受邪风险表

	初气	二气	三气	四气	五气	六气
肝	4	2	3	2	3	2
心	1	3	2	2	1	3
脾	3	2	3	3	3	2
肺	2	2	2	2	2	2
肾	0	1	0	1	1	1

可见，2007年对肝影响大的是初气、三气和五气。以初气为例，此时年运410，司天410，主气410，有3个影响肝的因素，再加上客气28金克木，共4个不利肝木的因素。对心影响大的是二气和六气；对脾影响大的是初气、三气、四气和五气。其余影响较小。

这种方法可以最快地查出每一步对于五脏影响的大小，再结合"弱脏理论"所预测的个人五脏强弱，就可以找出重点预防时段。

举例来说，如果一个人平素脾胃较弱，2007 年应加强预防。在 6 个时段中，有 4 个是 3，说明天气对脾胃的压力较大。如果一个人平素心脏较弱，那么此人在 2007 年应重点预防二之气和六之气，即 3/20 ～ 5/20 和 11/20 ～ 1/19/2008 这两个时段。

根据自己的生日，每个人都可以从表 4-1 中查出自己的弱脏所在，再到表 4-26 中，快速查出 2007 年天气对自己弱脏最不利的时段，以此作为预防的重点。在这一过程中，需要经常注意观察天气变化与身体相应的反应，总结出自己健康的规律，这样对今后身体的预防和调理就更有把握了。每个人的身体，都可能有其特点，即与众不同的规律。掌握了这一规律，就是找到了开启自身健康之门的钥匙。

如果你想要掌握自己健康的主动权，做自己健康的主人，那么，何不从现在就做起呢？

以上是甲法按"标准状态"计算的结果。甲法也可用于测算不同的天气情况。读者可仿照"天人加临"的数理模型的 4 种天气情况，自行计算甲法的相应数值矩阵。

那么，这一方法与"天人加临"的数理模型（即预测乙法）相比较，其结论是否一致呢？

两相比较，其结果大同小异。例如，2007 年天气影响最大的都是肝与脾，影响最小的都是肾，心与肺介于两者之间。

读者可以了解一些案例，当 2007 年过完之后再来看两者的优劣。预测方法是否有生命力，最终是要看它能否经得住时间的考验。

中国知识分子英年早逝的现象近年来比较突出。笔者的一个心愿，是愿本书能够大幅度减少知识分子早夭的悲剧。知识分子是社会的精英，他们的健康意义，对于一个国家、一个民族、一个公司的价值是不言而喻的。因此，政府和全社会都应当关注和关心他们的健康。

目前，医学界已经公认人体有体力周期、情绪周期、智力周期，并有许多利用这些周期来减少事故、增加劳动生产力，取得学习、研究事半功倍效果的成功案例。那么，我们能不能用《黄帝内经》揭示出的人体健康周期，首先来大幅度延长中国知识分子的寿命，然后推而广之，造福于整个人类社会呢？！

从这个意义上讲，各级政府官员，各公司的老总，每个家长，每个胸怀大志的学子，都应该看看《黄帝内经》。

最后，让我们看看冼星海的案例，这也是一个预测甲法的实例。

大家知道，《黄河大合唱》是中国所有的合唱中写得最成功的一部，也是中国最著名的一部合唱。根据《黄河大合唱》所改编的钢琴协奏曲《黄河》，已经成为世界有名的中国民族音乐作品。笔者在美国，就曾多次聆听过电台里播放的钢琴协奏曲《黄河》。

《黄河大合唱》的曲作者是著名的作曲家冼星海。冼星海（1905 年 6 月 13 日—1945 年 10 月 30 日）也是一位英年早逝的知识精英，在他十余年的创作生涯中，为我们留下了 250 多首作品。他辞世之时，抗日战争已经结束，二战已经结束，新时代即将来临，更是他创作力最旺盛之时。他本可以为创立中华民族乐派做出更大贡献的。大家熟知的刘炽、李焕之等著名作曲家，都曾经是冼星海的学生。

冼星海出生于 1905 年。从表 4-1 中可以查出，凡逢"5"之年出生之人为"金不及"之人，最弱脏腑为肺。从表 4-4 中又可以查出，他的体质为"二火双木"。火克金，对他肺金不利；金本应克木，但这里金弱木强，木反侮金。这些都是对冼星海肺金不利的因素。据记载，他平素就"体弱多病"。1945 年 10 月他离世之际属于五之气。从表 4-4 中又可以查出，这时的运气学五因素为 28-；28；115；28/410，为"一火三金"。根据预测甲法，这时的天气作用力为 4（5 个因素中有 4 个对肺金不利）。冼星海本来肺金就是五脏中最弱的。这时的天气为"三金"，对他肺的压力很大，加上"一火克金"，如火上浇油。最后一个不利因素，是此年为冼星海的逢"10"之岁，当时他 40 岁。上面我们讲过，逢"10"之岁是人生较大的一个坎儿，天人加临对 3 个脏腑均不利。这样，种种不利的天气因素的综合作用，使这一时段成为他的高风险的"红灯时段"。据记载，冼星海就是由于肺病而不治。

《黄帝内经》认为，人类天赋的自然寿命应当是百岁以上（详见下章），而冼星海仅仅活了 40 岁，实在让人为他扼腕叹息。

第六节　简易健康预测法

本书以上使用了多种预测方法，这是因为《黄帝内经》记载了这些种方法。笔者据此做了进一步的推导，并将其"翻译"成现代人容易理解的语言。

对于一般读者来说，需要一种自己能够计算的简便易行的方法。本节的目的就是介绍这种方法。

这一方法只需要三个表：表3-7、表4-3、表4-4，分别在本书第三章和第四章中。有了这三个表，我们既可以计算预测甲法；也可以计算预测乙法。

表3-7的内容是在五运影响下，10类人的五脏强弱情况。

表4-3的内容是一个甲子60年的运气学五因素情况。

表4-4的内容是60年一个甲子的每年出生之人的体质情况。

其中表3-7和表4-4是"人"的信息；表4-3是"天"的信息。有了这两方面信息，我们可以利用"天人加临"，推算过去和未来任何一年，任何一种人的情况。

首先，我们来看2008年。

2008年为戊子年。我们可以查表4-3里的1948年，因为甲子每60年一个循环，因此，1948年与2008年的天气情况相同。

年	年运	司天	在泉	初气	二气	三气	四气	五气	六气
1948	115+	115	28	410/39	115/410	17/115	126/126	28/17	39/28

2008年运为"火太过"；司天为少阴君火；在泉为阳明燥金。仅从运气学这三个因素上看，天气将偏热，下半年并偏燥，对人心肺不利。

初之气（1/20～3/19）运气学五因素为：115+；115；28；410/39；二火一水。天气偏热，对热性体质之人不利。

预测甲法：　肝　　　心　　　脾　　　肺　　　肾

　　　　　　　2　　　3　　　1　　　3　　　1

预防重点为心与肺。

预测乙法（五因素值）： 肝　　心　　脾　　肺　　肾

0　　5　　－5　　－5　　5

这里肝为 0，是因为有一个肝木（410）和一个克木（金；28）的因素；心为 5，是因为有两个心火（115）和一个克火（水；39）的因素；脾为 －5，是因为有一个克土（木；410）的因素；肺为 －5，是因为有一个肺金（28）和两个克金（火；115）的因素；肾为 5，是因为有一个肾水（39）的因素。

此时此刻，与其说是做预测，不如说是解数学题。既然是解数学题，计算机会比人做得更快更好。因此，只要我们验证了这一推算方法的正确性，以后的工作大可以交给计算机，我们只要看结果就行了。

从预测乙法的方法来看，需要预防的人群为平素心火"太过"与肾水"太过"之人，以及平素脾土"不及"和肺金"不及"之人。风险程度均为中等。

二之气（3/20 ～ 5/20）五因素为 115+；115；28；115/410。三火无水，对热性体质之人不利。火气过盛，对平素肺金弱的人也不利。

预测甲法： 肝　　心　　脾　　肺　　肾

2　　3　　1　　4　　0

预防重点为心与肺。其中肺更是重点中的重点。

预测乙法（五因素值）： 肝　　心　　脾　　肺　　肾

0　　15　　－5　　－10　　0

这里肝、脾与初之气相同。肾水为 0，是因为没有影响因素；心火为 15，是因为有 3 个火（115）；肺金为 －10，是因为有 1 个肺金（28）和 3 个克金（火；115）的因素。

需要预防的人群为平素心火"太过"和肺金"不及"之人。特别是肺金"不及"之人，这一时段天气中的火气过盛，应自我亮起红灯。

三之气（5/21 ～ 7/21）运气学的五因素为：115+；115；28；17/115。四火无水，天气特点极为炎热，对心、肺弱和阴虚之人不利，对热性体质之人不利。

预测甲法： 肝　　心　　脾　　肺　　肾

1　　4　　0　　5　　0

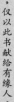

心、肺弱的人需要亮起红灯。特别是肺，5 个因素全部对肺金不利。

预测乙法：

肝	心	脾	肺	肾
-5	20	0	-15	0

与甲法相同的是，心肺弱的人需要重点预防；不同的是，这里强调的是心火太过之人。如果是火太过之年（逢"8"之年）出生的人，其心火值为 60，这一时段"天人加临"值将达到 130。这是乙法预测值的顶点，标志着最严重的"太过"现象。因此，"火太过"之人应亮起红灯。

四之气（7/22 ～ 9/22）运气学五因素为：115+；115；28；126/126。二火双土，对湿热体质之人不利。

预测甲法：

肝	心	脾	肺	肾
1	2	2	3	2

肺金弱的人此时段是预防的重点。

预测乙法：

肝	心	脾	肺	肾
-5	10	10	-5	-10

心脾"太过"之人和肾水"不及"之人需要加强预防，均为黄灯级。

五之气（9/23 ～ 11/21）运气学的五因素为：115+；115；28；28/17。三火双金，同样是对心、肺不利。

预测甲法：

肝	心	脾	肺	肾
2	3	0	5	0

需要重点预防的是"红灯"肺金。

预测乙法：

肝	心	脾	肺	肾
-10	15	0	-5	0

这里心火是预防的重点，心火"太过"的人群应该多加小心。

六之气（11/22 ～ 1/19/2009）运气学的五因素为：115+；115；28；39/28。二火双金，对燥热体质之人不利。

预测甲法：

肝	心	脾	肺	肾
2	3	0	4	1

需要重点预防的是心、肺。

预测乙法：

肝	心	脾	肺	肾
-10	5	0	0	5

重点预防肝木"不及"。

比较甲法、乙法的预测结果，可以看出，在 2008 年大部分时段，需要预防的重点是心火与肺金，特别是肺金。主要是因为年运为火太过，上半年司天为少阴君火，下半年在泉为阳明燥金的缘故。这三个因素在运气学五因素中占了一多半，自然主导了预测结果。

从五因素各自的影响力来说，年运影响最大，司天、在泉次之，因此，单从这三个因素来说，也会得出心、肺是预防重点的结论。

从运气学年运与司天、在泉的关系来看，年运为火太过，司天又为少阴君火，故属"天符"。在"天符"之年，因年运司天同气，火气过盛，因此心、肺受邪者，其发病特点为"迅而危"，即发病急，预后不良。请有关人士切莫掉以轻心。

那么，从历史来看，戊子年的实际情况如何呢？

30 个甲子前，即 1800 年以前戊子年，也就是公元 208 年，曹操引军进攻刘备和孙权，与刘孙联军大战于赤壁。这就是历史上著名的赤壁之战。

《三国志》记载："于是大疫，吏士多死者，乃引军还。"曹操把失败原因归于疾病，他写信给孙权说："赤壁之役，值有疾病，孤烧船自退，横使周瑜虚获此名。"

曹军无功而返的原因，一方面是战事不利，另一方面则是疫病流行，并且是"大疫"，军队不是战死，就是生病，不得不撤兵北归。

从天气来看，凡戊子之岁大旱现象突出。据史书记载，1588 年戊子年（明万历十六年），山东、陕西、山西、浙江、安徽、江西等地皆出现大旱。旱灾之后，接着是大疫。其余像 1768 年戊子年（清乾隆三十三年）江苏大旱，"河井俱竭"；1888 年戊子年（清光绪十四年）江苏"旱，夏秋疫疠"。

综上所述，2008 年戊子年人群预防的重点是心火与肺金，其中又以肺金为重。平素肺金为弱的人群，宜提前做好准备。最好是从现在起，积极利用每一次对心、肺有利的时段，加强自己的心与肺。"正气存内，邪不可干"。

第七节　健康预测的"拆用法"

世界上任何事情都有例外。笔者的"天人加临"健康预测也不可能是百分之百准确。那么，从预测学的角度来看，预测究竟能够准确到什么水平呢？

让我们来看两个预测大师的故事。

第一位是威廉姆·江恩（William Delbert Gann，1878—1955 年）。江恩是 20 世纪最伟大的投资家之一，他一生中经历了第一次世界大战、1929 年的股市大崩溃、20 世纪 30 年代的大萧条和第二次世界大战，在这个动荡的年代中赚取了 5000 多万美元利润。他在 20 年代公开发表的市场预测中，准确性达 85%。1954 年，江恩遭遇心脏病发。一年后，他发现胃癌已到晚期。医生为他动过手术，但江恩并没有恢复过来，于 1955 年 6 月 14 日去世，享年 77 岁。

第二位是翁文波（2/18/1912—11/18/1994）。他是国内唯一一个以预测学的杰出成就被聘为中国科学院院士的人。翁文波在我国原油勘探、自然灾害方面的预测，为国家做出了杰出贡献。翁文波把传统术数纳入数学模型，结合统计学原理，创建了一套完整的数理、术数预测模型。

那么，翁文波预测的准确率如何呢？

据报道，翁文波自 1981 年到 1994 年间预测国内外 5 级以上地震 80 多次，60 余次三要素（时间、地点、震级）基本对应，准确和基本对应率达 80% 以上。

中国传统的大部分预测方法基于《易经》。据说这些方法的准确率也在 80% 左右。

在存在着一定误差的情况下，应该如何来应用本书的健康预测理论呢？

笔者认为，本书的理论既可以"合用"，也可以"拆用"。

所谓"合用"，是指按照本书的顺序，先预测个人情况，再预测天气情况，最后"天人加临"，预测未某一时段的健康。

所谓"拆用"，是指单独运用对个人的预测，或者单独运用对天气的预测。下面分别举例说明。

文化界名人王小波，1952 年 5 月 13 日出生于北京一个干部家庭。此时正值"三反"运动期间，家庭境况突发变故，这一突变对王小波的人生产生极大影响。他的名字"小波"就是这一事件的记录。父亲王方名原籍四川省渠县，逻辑学家，中国人民大学教授。1935 年参加中国共产党领导下的学生运动，不久赴延安，转战至山东，20 世纪 50 年代初任国家教育部干部，1952 年被错划为"阶级异己分子"。据王小波的妻子李银河讲："小波从小就心脏不好，这与他妈妈在怀他时，因他爸爸的事情常以泪洗面有关。"

1952 年为"木太过"之年，这一年出生的人，其一般规律为肝木"太过"而脾肺"不及"。王小波的身体，因特殊变故，并未遵循这一规律。在这种情况下，我们可以采用"拆用法"，单独运用对天气的预测。我们已知王小波"从小就心脏不好"，因此预测重点应该放在对心火不利的天气上。1997 年 4 月 11 日，王小波因为心脏病突发，在北京去世，年仅 45 岁。这一天属二之气，运气学五因素中有双火一水，根据预测甲法，这三个因素对心火不利（水克火），因此应为预防重点时段。

这一案例说明，即使"天人加临"理论对某个人身体健康的预测不准确，我们仍然可以应用于对天气的预测中，防范于未然。一个人的一生，好比驾车在一条有许多红绿灯的长街上行驶。如果是绿灯，当然照行不误；如果是红灯，就需要停下来，等到绿灯时再开。"天人加临"理论中对天气的预测，就好比是红绿灯。当你遇到"红灯"的时候，如果你不"停下来"，就会发生"车祸"；如果你根据红绿灯的指示，就能够安全地一直行驶下去。善于养生的人，应该是因为年纪太大，五脏衰竭，无疾而终。而不应该是英年病逝，令人惋惜。

这是"拆用"中单独运用对天气预测的例子。你也可以单独运用对个人健康的预测。比如，假定你知道自己从小就心脏弱，又根据五运六气学说确定自己的弱脏是心火，那么你可以抛开天气因素，经常注意预防，做任何事儿，在任何地方，从饮食到生活起居，处处都注意心脏。

以上就是健康预测的"拆用法"。总之，有常有变。理论为常，在应用中注意变化，既有理论指导，又不拘泥于理论。

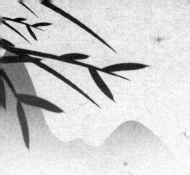

第五章
得天之助养生

古今中外一切医学体系的全部内容，都可以用两个字来概括：一曰诊，二曰治。

诊不准自然治不灵；治不愈诊也失去了意义。两者紧密相关。与其他医学体系相比，《黄帝内经》有什么特点呢？

相信研究《黄帝内经》的学者都会同意，其最大的特点是天人相应、天人合一的思想体系。这一思想强调从自然界（包括地球以外的太阳系天体）的宏观角度来探讨自然界运动的规律，重点在人体健康的规律。

这一思想的先进性和超前性将为未来医学的发展所证明。

"生命在于运动"。这是人们熟知的一句话。但是，"运动"不仅仅是健身、跑步，这些只是其中的一个侧面而已。运动首先是包括地球在内的天体的运动。试想如果地球没有自转和公转，脱离太阳引力范围而去，那么还会有地球上的生命吗？其次，地球上万物（植物与动物，包括人类）的运动节律必须与天体的运动节律一致。道理很简单，万物种类、数量虽多，但与天体的力量相比，哪一个更大呢？人类虽然掌握了改变自然的巨大能力而超然于万物之上，但是人体作为一个生物体，其运动规律与其他万物并无本质区别。

因此，"生命在于运动"的真正含义应当是：人类健康的秘诀在于与自然界的运动规律和谐一致。而《黄帝内经》早已记载了这一秘诀。

第一节 《黄帝内经》的养生思想

细心的读者可能已经发现，本书与《黄帝内经》论述的重点不同。《黄帝内经》高瞻远瞩，是从宏观角度上关心整个人类的健康医学，是宏观健康学；而本书强调的是个体，是微观健康学。

再一个区别是，尽管《黄帝内经》强调"治未病"，但仍花费了一半以上的篇幅讨论如何治"已病"。这体现了《黄帝内经》作者悲天悯人的博大胸怀；而本书的重点在于预测、预防和"治未病"。因此，本书在疾病已经发生，如何归转变化，如何治疗等方面很少提及。

下面介绍一些笔者认为最重要的《黄帝内经》的养生思想。

首先是"治未病"的思想，这也是《黄帝内经》最精彩的理论。

《四气调神大论》曰：

"是故圣人不治已病，治未病，不治已乱，治未乱，此之谓也。夫病已成而后药之，乱已成而后治之，譬犹渴而穿井，斗而铸锥，不亦晚乎？"

《黄帝内经》这里讲，圣人不等病已经发生再去治疗，而是在疾病发生之前治疗。如果疾病已发生，然后再去治疗，乱子已经形成，然后再去治理，那就如同临渴而掘井，那不是太晚了吗？

《黄帝内经》在这里把"治已病"比喻成"口渴了才想起去挖井；敌人打到了门口才想起去制造兵器"。

请读者思考：现在，各国医疗体系是"治未病"的体系，还是"治已病"的体系？如果属于"治已病"的体系，是否正应验了《黄帝内经》早在几千年前发出的感叹："不亦晚乎！"

那么，具体来说，什么叫"治未病"呢？

《黄帝内经》举了一个例子。

《刺热论》曰：

"肝热病者，左颊先赤；心热病者，颜先赤；脾热病者，鼻先赤；肺热病者，右颊先赤；肾热病，颐先赤。病虽未发，见赤色者刺之，名曰治未病。"

《黄帝内经》这里讲，肝发生热病，左颊先见赤色；心发生热病，额先见赤色；脾发生热病，鼻先见赤色；肺发生热病，右颊先见赤色，肾发生热病，颐先见赤色。病虽然还没有发作，但面部已有赤色出现，就应予以刺治，这叫"治未病"。

病虽未发，其本人也未觉察，但人体上已经出现了某些征兆。这时治疗，就叫"治未病"。

"有诸内必形诸外"。五脏的病症必然反映在人体的外表。如果一个人细心观察自己身体的变化，诸如睡眠、胃口、舌苔、面色、眼睛、指甲、口水、皮肤、手脚的凉热等，就会发现很多疾病的前兆。这时候得到及时的治疗，就叫"治未病"。

可以想见，"治未病"比"治已病"要容易得多，简单得多。

那么，如何发现这些"未病"呢？《黄帝内经》指点我们，叫作一手抓"病机"，一手抓"气宜"。下面的章节还要详加讨论。

不知读者注意到了没有，上面引用的这段原文，正好道出了五脏热病的五方属性。如果以上为南、下为北、左为东、右为西的话，当心脏发生热病，首先在脸的南方出现红色，肾脏热病则在北方，肝在东方，肺在西方，脾在正中。五行对五脏，五脏对五方。

现代人已发现了人体有许多"全息对应区"，即人体某一部位与全身全息对应，如面部就是其中之一。《黄帝内经》则早在2500多年以前就记载了这一现象。

其次，《黄帝内经》强调"天人合一""人天相应"的思想。

《黄帝内经》中多次强调"阴阳"的重要性。诸如：

从阴阳则生，逆之则死。

法于阴阳，和于数术。

提携天地，把握阴阳。

生之本，本于阴阳。

人生有形，不离阴阳。

那么，什么是阴阳呢？

《上古天真论》曰：

"和于阴阳，调于四时。"

"法则天地，象似日月，辨列星辰，逆从阴阳，分别四时。"

原来，"阴阳"首先指的是一年四季的天气变化。从春到夏，是阳气升发，阴气收藏的过程；从秋到冬，则是阳气收藏，阴气升发的过程。在天地是如此，在人体也是如此。因此，谈"阴阳"就是谈自然与人体的客观规律。明白了这一点，下面这段话就很容易理解了。

《四气调神大论》曰：

"夫四时阴阳者，万物之根本也……"

四时阴阳的变化，是万物生命的根本，所以圣人在春夏季节保养阳气，在秋冬季节保养阴气。顺从了生命发展的根本规律，就能与万物一样，在生、长、收、藏的生命过程中运动发展。因此，阴阳四时是万物的终结，是盛衰存亡的根本，违逆了它，就会产生灾害，这样便可谓懂得了养生之道。

这里，《黄帝内经》把遵从四季变化，提高到"得道"的高度。古人认为"道"是客观规律的最高境界，"得道"是掌握某一领域最高水准的同义词。

《黄帝内经》开明宗义，在第一篇《上古天真论》讲的就是这个道理，并列举了四类不同修炼水平之人：真人、至人、圣人、贤人。这四类人的共同特点是遵从四时阴阳的变化。这四类人的区别，就在于把握四时阴阳变化水平的高低。

第三，《黄帝内经》强调如果顺应四时的变化，阴阳调和，人体就不易生病。

《生气通天论》曰：

"圣人陈阴阳，筋脉和同，骨髓坚固……"

圣人使阴阳平衡，从而达到筋脉调和，骨髓坚固，血气畅顺。这样，则会内外调和，邪气不能侵害，耳目聪明，气机正常运行。只要人体保持精神的安定，那么，肌肉腠理就会密闭而有抗拒外邪的能力，虽有大风苛毒的侵染，也不能伤害，这正是循着时序的变化规律保养生气的结果。顺应天气的变化，就会阳气固密，虽有贼风邪气，也不能加害于人。所以圣人能够专心致志，顺应天气，而通达阴阳变化之理。

在同一章里，《黄帝内经》连续三次强调人体如果正气强大，虽有病邪也无法侵入。在其他章节里，《黄帝内经》还指出"正气存内，邪不可干"，"精神内守，病安从来"。《黄帝内经》并指出，人们不能适应自然变化所致病，称为"自伤"。

可见，"生老病死"的"病"字，并不一定是人生旅途的必然伴侣。"我命由我不由天"。有病与无病，在大部分情况下，是可以由人自己掌握的。

第四，《黄帝内经》指出，即使得了病，如果能做到"治未病"和借助天之力，就可以及时痊愈。

《刺热论》曰：

"热病从部所起者，至期而已，其刺之反者，三周而已。重逆则死。"

这里，《黄帝内经》讲到热病到了五脏当旺之时，如逢天气对治疗有利，天之力加上及时治疗，病也能很快好转。

那么，什么是对治疗有利的天气呢？这就涉及了人体节律。这一点将在下一节详加讨论。

第五，《黄帝内经》认为，人体健康是有规律的，这一规律是可以预测的。

《阴阳离合论》曰：

"阳予之正，阴为之主。故生因春，长因夏，收因秋，藏因冬。失常则天地四塞。阴阳之变，其在人者，亦数之可数。"

《黄帝内经》这里讲，万物的发生，因于春气的温暖，万物的生长，因于夏气的炎热，万物的收成，因于秋气的清凉，万物的闭藏，因于冬气的寒冷。如果四时阴阳失序，天地间的生长收藏的变化就要失去正常。这种阴阳变化的道理，在人来说，也是有一定的规律，并且可以推测而知的。

《脉要精微论》曰：

"阴阳有时，与脉为期……"

四时阴阳的升降是有一定的时间和规律的，人体脉象的变化，亦与之相应，脉象变化与四时阴阳不相适应，即是病态，根据脉象的异常变化就可以知道病属何脏，再根据脏气的盛衰和四时衰旺的时期，就可以判断出疾病和死亡的时间。遵循四时阴阳的变化规律，则人体就能保持相对平衡，并与天地之阴阳相互统一；知道了天人统一的道理，就可以预决死生。

在运气学七篇当中，《黄帝内经》以身作则，做出了人体健康预测的最好范例。

第六，《黄帝内经》认为，天气有常有变，都是有规律可循的。

《黄帝内经》在运气学七篇的章节安排上，有一个非常有趣的现象。从《天元纪大论》开始，连续六篇都是讲运气学的，每一篇都冠以"大论"，但忽然跳过了其他两篇之后，才出现了最后的第七篇《至真要大论》。这引起了笔者的注意和兴趣，插进来的这两篇显然是作者有意为之。那么，这两篇到底是什么内容呢？

这两篇是《刺法论》和《本病论》。虽然没有"大论"的名字，可讲的全是运气学的内容。看来，运气学七篇应该是运气学九篇才对。古人以九为极限，比如，《黄帝内经》上卷九九八十一篇；下卷九九八十一篇。而运气学也应是九篇才合理。这两篇是否也应还以"大论篇"的本来面目呢？

我们知道，《黄帝内经》的章节安排是非常严谨的。那么，插进来的这两篇的内容是什么呢？

这要从运气学七篇的内容来找答案。

第一篇：从五行引出三阴三阳，然后引出"司天"的定义。

第二篇：介绍五行的定义，并引出"在泉"的定义。

第三篇：介绍运气加临，以及"神机""气立"等概念。

第四篇：讲五运气化"太过""不及"的天地人相应的变化。

第五篇：讲五运的 5 种"平年"5 种"不及"之年、5 种"太过"之年，以及六气司天的情况。

第六篇：按六气司天分析 60 年一甲子的情况，以及五气郁而发作的情况。

至此，《黄帝内经》的这六篇中，基本上讲的都是天气之常，即天气有规律变化的一面。但是，天气变化实际上有常就会有变。这"变"的一面就是下面这 3 篇的内容。

《刺法论》讲的是六气升降不前，未得迁正与不得退位，以及司天、在泉"刚柔失守"的情况。

《本病论》讲的是六气升降不前，五运失守的情况。

最后一篇《至真要大论》，讲的是六气为胜气和复气的情况，以及相应的治则，最后总结了十九条病机。

这三篇基本上讲的都是天气不按照运气学五因素变化时的情况。离开了这三篇，天气有常无变，不仅不符合实际情况，而且使得仅靠前六篇进行的预测有落空的危险。

综上所述，《刺法论》和《本病论》是运气学中的有机组成部分，不应被排斥于运气学之外。

以上这些提示了我们什么呢？

笔者认为，根据《黄帝内经》"法于阴阳"的理论，我们应该注意观察自己当地天气变化的特点，结合运气学五因素的预测，来防病和"治未病"。

先让我们来看一个实例。

2006年年底和2007年年初，美国报纸上刊登了三条消息。

第一条：纽约州大雪6英尺，一些居民担心积雪太厚会压垮房顶。

第二条：首都华府地区暖冬，以致于一些树木以为春天来了，而在冬季开了花。

第三条：加州即将成熟的橘子忽遇严冬，橘子上挂了一尺长的冰凌，农业损失5亿美元。

这三条出现于同一个冬天的消息告诉我们，每一个地区都有自己的小气候。运用运气学，必须要考虑这些小气候的作用和影响。笔者认为，这也是运气学最后三篇想要启发后人，继续思考和总结的道理。如果这样做，就摸到了天气的脉搏。

第七，《黄帝内经》提出人体五脏各有功能，各管一部分体表部位，各有经络为体表代表，并以经络而相互联系。

《六节藏象论》曰：

"心者生之本，神之变也；其华在面……"

《调经论》曰：

"心藏神，肺藏气，肝藏血，脾藏肉……"

结合以上两段原文，以及《阴阳应象大论》和《金匮真言论》，小结如下：

肝　其华在爪，开窍于目，充养筋骨，有肝经与胆经互为表里。

心　其华在面，开窍于舌，充养血脉，有心经与小肠经互为表里。

脾　其华在唇，开窍于口，充养肌肉，有脾经与胃经互为表里。

肺　其华在毛，开窍于鼻，充养皮肤，有肺经与大肠经互为表里。

肾　其华在发，开窍于两阴与耳，充养骨骼，有肾经与膀胱经互为表里。

《黄帝内经》同时指出，诊与治均可由经络来进行。这一点非常重要。它是针、灸、刮痧、按摩、拔罐等疗法的依据，也是通过经络来诊病的依据。

第八，冬季养生是一年养生的关键。

《金匮真言论》曰：

"故冬不按跷春不鼽衄；春不病颈项，仲夏不病胸肋；长夏不病洞泄寒中，秋不病风疟，冬不病痹厥，飧泄而汗出也。"

《黄帝内经》这里讲，若冬天不扰动阳气，春天就不会发生颈项部位的疾病，夏天就不会发生胸胁的疾患，长夏季节就不会发生洞泄一类的里寒病，秋天就不会发生风疟病，冬天也不会发生痹厥、飧泄、汗出过多等病证。

"夫精者，身之本也。故藏于精者，春不病温。"

《黄帝内经》这里讲，精是人体的根本，如果阴精内藏而不泄，春天就不会得温病。

冬季养生的意义相当于一个人夜里睡觉，觉没睡好，则一天都无精打采。冬季的"阳"没休息好，受了风寒，则第二年的春夏可能有"瘟疫"，秋冬可能有咳嗽等病。

2006年是"水太过"之年，寒水气盛，加上上半年寒水"司天"，下半年湿土"在泉"，六之气主气为寒水，客气为湿土，总的来说是又寒又湿。因此，《黄帝内经》讲，此时对人体的影响是"留大寒于溪谷"。溪谷是指筋骨关节之处。

请注意《黄帝内经》强调的几件事。一是"寒"为"大寒"，其原因上面已经讲了；二是寒气会侵袭人体筋骨之处；三是寒气不仅侵犯人体，而且"留"而不走，"留"而不去，其结果很可能是2007年春、夏、秋季，体内寒气在人体虚弱之时发作出来。病发在2007，病根却在2006。

这提示我们，每年冬季应作为一年养生的重点。

为什么冬季养生这么重要呢？

这与"阳气"的作用有关。人体"阳气"的主要作用有二：一曰"护外"，保护人体不受外邪侵犯；二曰"温内"，为人体五脏提供动力。冬天是"养藏阳气"的季节，如果阳气没有养藏好，自然一不能护外，二不能温内。

至于冬季养生方法，将在下面讨论。

第九，人体生病，有内外两类病因。

《调经论》曰：

"夫邪之生也，或生于阴，或生于阳。其生于阳者，得之风雨寒暑；其生于阴者，得之饮食居处，阴阳喜怒。"

《黄帝内经》这里讲，邪气伤人而发生病变，或发生于内脏，或发生于体表。病生于表的，都是感受了风雨寒暑邪气的侵袭；病生于里的，都是由于饮食不节、起居失常、喜怒无常所致。

因此，若要健康，需要"心身健康"。身指生理；心指心理，包括情志和生活起居。情志和生活起居将在下面讨论。

第十，药食同源。食物能治病，这个大家都知道，但是颜色能治病吗？请看下面这几段话。

《脏气法时论》中说：

肝合青色，宜食甘味，粳米、牛肉、枣、葵菜都是属于味甘的。

心合赤色，宜食酸味，小豆、犬肉、李、韭都是属于酸味的。

肺合白色，宜食苦味，小麦、羊肉、杏、薤都是属于苦味的。

脾合黄色，宜食咸味，大豆、猪肉、栗、藿都是属于咸味的。

肾合黑色，宜食辛味，黄黍、鸡肉、桃、葱都是属于辛味的。

辛散、酸收、甘缓、苦坚、咸软。毒药攻邪，五谷为食，五果为助，五畜为益，五菜为充。气味合而服之，以补精益气。此五者，有辛、酸、甘、苦、咸，各有所利，或散，或收，或缓，或急，或坚，或软。四时五脏，病随五味所宜也。

五味的功用：辛味能发散，酸味能收敛，甘味能缓急，苦味能坚燥，咸味能软坚。凡毒药都是可用来攻逐病邪，五谷用以充养五脏之气，五果帮助五谷以营养人体，五畜用以补益五脏，五菜用以充养脏腑，气味合和而服食，可以补益精气。这五类食物，各有辛、酸、甘、苦、咸的不同气味，各有利于某一脏气，或散，或收，或缓，或急，或坚等，在运用的时候，要根据春、夏、秋、冬四时和五脏之气的偏盛偏衰及苦欲等具体情况，各随其所宜而用之。

这里，《黄帝内经》不仅告诉我们，各种食物分别入五脏，而且每一脏都有相对应的颜色。多看这种颜色，就会有益于这一脏腑。

第十一，过劳会削弱五脏，使之脆弱而易受邪。

《宣明五气》曰：

"久视伤血，久卧伤气，久坐伤肉，久立伤骨，久行伤筋。是谓五劳所伤。"

　　《黄帝内经》这里讲，过度的疲劳可以伤耗五脏的精气：如久视则伤血，久卧则伤气，久坐则伤肉，久立则伤骨，久行则伤筋。这就是五劳所伤。

　　对于整天坐办公室、坐在汽车里的人，不利于他们的脾胃（脾主肉）；对于整夜都盯着计算机屏幕，在网上聊天不止的人，以及整晚都盯着电视，从一个节目跳到另一个节目的人，在"享受生活"的同时，不知不觉地损害了他们的肝脏（肝主血）。

　　这说明，要健康就要调整自己的生活方式。在这方面，没有任何其他人可以帮助你，只有靠自己来帮助自己。

　　第十二，如果生了病，应该如何做呢？

　　《五常政大论》曰：

　　"大毒治病，十去其六……"

　　病去十分之六时，大毒之药不可再服；病去十分之七时，一般的毒药不可再服；病去十分之八时，小毒的药物不可再服；即使无毒之药，病去十分之九，也不可再服。以后就用谷类、肉类、果类、蔬菜等饮食调养，使邪去正复而病痊愈，不要用药过度，以免伤其正气。

　　天地之气化，是不可用人力来代行的，四时运行的规律，是不可以违反的。若经络已经畅通，血气已经和顺，要恢复正气的不足，使与平常人一样，必须注意保养，协调阴阳，耐心等待天时，谨慎守护真气，不使有所消耗，它的形体就可以壮实，生气就可以长养，这就是圣王的法度。

　　这里重点有两个。一是以药治病是"以毒攻毒"，"以偏纠偏"，以药物的"毒"性和"偏"性来纠正人体的病态。

　　在这一过程中，"过犹不及"，如果纠偏过度，反而会造成新的毛病。

　　二是养病要靠天时。五脏各有其气旺之时。停药之后，一是靠食疗，二是靠等待相应的脏腑气旺之时，借天之力加紧治疗。这样，人体自然会加快痊愈，而且没有副作用。

第二节　人体节律体系

　　考古学认为，人类已有几百万年的历史了。在这一过程中，人类形成了与天地同节奏的节律。了解了这一节律，就可以主动地利用天气来促进健康，就像人类主动利用火一样。

那么，人体有哪些节律呢？

首先，有根据五运而来的年际节律。

其次，有年内根据四季而来的四季节律。

再次，有根据月象变化而来的阴历月节律。

再次，还有以10天为一周期的旬节律。

最后，有一日之内的日节律。

这些节律形成了人体的节律体系。

人有五脏六腑，所有人体体表的部位以及人体四肢，都从属于五脏六腑。我们虽然不能直接调理五脏，但可以通过经络来调节人体五脏六腑。

"民以食为天"。我们每天吃的食物都是天地之精华的产物，都分别具有天时地利的特点。

这样，每年的天时、人体节律、人体经络和食物，就是我们健康的四大法宝。后三者是从天时中变化出来的，归根结底也是天时。而天时是天体运动的结果。因此，生命在于运动，还要归结为天体的运动。

下面我们来讨论人体节律系统。

首先看年际节律。

年际节律实际上我们在第三章中已经讨论过了一些，只不过没有明确提出"年际节律"这一定义而已。

在第四章中，我们讨论了年际节律对人体不利的一面，即每逢"3""4""6""7""10"之岁需预防"天之虚"加临于"人之虚"，或"天太过"加临于"人太过"。

老天是公平的。既然有5年对人体不利，那么，一定还会给我们5年对人体特别有利的天气。这五年分别是：逢"1"（1、11、21岁……）、"2"、"5"、"8"、"9"之岁。

例如，"木太过"之人。"木太过"则肝脏"太过"，每逢"8"之岁（8、18、28岁……）为"金太过"之年，金克木，这一年恰好抑制了肝木的"太过"；每逢"2"之岁为"土太过"之年，每逢"5"之岁为"木不及"之年，这两年的天气特点恰好平衡了肝脏"太过"。

"木太过"则（木克土）脾"不及"。每逢"2"之岁（2、12、22岁……）为"土太过"之年，这一年的天气特征恰好弥补了脾土的"不及"；每逢

"5"之岁为"木不及"之年，每逢"9"之岁为"水不及"之年，这两年的天气特点恰好平衡了脾"不及"。

"木太过"又造成肺"不及"（木反侮金）。每逢"1"之岁时（1、11、21 岁……）为"火不及"之年，火不克金，就恰好平衡了肺金的"不及"；每逢"8"之岁为"金太过"之年，也恰好弥补了肺金的"不及"；每逢"5"之岁为"木不及"之年，这一年的天气特点恰好平衡了"肺不及"。

总而言之，最重要的是逢"5"之岁，3 个弱脏全部得到平衡；其次是逢"2""8"之岁，两弱脏得到平衡；最后是"1""9"两岁，只有一个弱脏得到平衡。

这个道理明白了，其他各年也就容易懂了。现在列表如下（逢"5"之岁略）：

"木太过"之人（逢"2"之年出生，例如 1952、1962、1972 年……）：

肝木"太过"：逢"8"之岁为"金太过"，逢"2"之岁为"土太过"，抑制肝木。

脾土"不及"：逢"2"之岁为"土太过"，补脾土；逢"9"之岁为"水不及"，平衡脾土。

肺金"不及"：逢"1"之岁为"火不及"，平衡肺金；逢"8"之岁为"金太过"，补金。

"木不及"之人（逢"7"之年出生，例如 1957、1967、1977 年……）：

肝木"不及"：逢"8"之岁为"金不及"，逢"2"之岁为"土不及"，平衡肝木。

脾土"太过"：逢"2"之岁为"土不及"，平衡脾土；逢"9"之岁为"水太过"，克制脾土。肺金"太过"：逢"1"之岁为"火太过"，抑制肺金；逢"8"之岁为"金不及"，平衡肺金。

"火太过"之人（逢"8"之年出生，例如 1958、1968、1978 年……）：

心火"太过"：逢"8"之岁为"水太过"，逢"2"之岁为"金太过"，克制心火。

肺金"不及"：逢"2"之岁为"金太过"，补金；逢"9"之岁为"木不及"，平衡肺金。肾水"不及"：逢"1"之岁为"土不及"，平衡肾水；逢"8"之岁为"水太过"，补水。

"火不及"之人（逢"3"之年出生，例如 1953、1963、1973 年……）：

心火"不及"：逢"8"之岁为"水不及"，逢"2"之岁为"金不及"，平衡心火。

肺金"太过"：逢"2"之岁为"金不及"，平抑肺金；逢"9"之岁为"木太过"，克制肺金。

肾水"太过"：逢"1"之岁为"土太过"，克制肾水；逢"8"之岁为"水不及"，平衡肾水。

"土太过"之人（逢"4"之年出生，例如 1954、1964、1974 年……）：

脾土"太过"：逢"8"之岁为"木太过"，逢"2"之岁为"水太过"，克制脾土。

肾水"不及"：逢"2"之岁为"水太过"，补水；逢"9"之岁为"火不及"，平衡肾水。肝木"不及"：逢"1"之岁为"金不及"，平衡肝木；逢"8"之岁为"木太过"，补木。

"土不及"之人（逢"9"之年出生，例如 1959、1969、1979 年……）：

脾土"不及"：逢"8"之岁为"木不及"，逢"2"之岁为"水不及"，平衡脾土。

肾水"太过"：逢"2"之岁为"水不及"，平衡肾水；逢"9"之岁为"火太过"，平衡肾水。

肝木"太过"：逢"1"之岁为"金太过"，克制肝木；逢"8"之岁为"木不及"，平衡肝木。

"金太过"之人（逢"0"年出生，例如 1950、1960、1970 年……）：

肺金"太过"：逢"8"之岁为"火太过"，逢"2"之岁为"木太过"，克制肺金。

肝木"不及"：逢"2"之岁为"木太过"，补木；逢"9"之岁为"土不及"，平衡肝木。心火"不及"：逢"1"之岁为"水不及"，平衡心火；逢"8"之岁为"火太过"，补火。

"金不及"之人（逢"5"之年出生，例如 1955、1965、1975 年……）：

肺金"不及"：逢"8"之岁为"火不及"，逢"2"之岁为"木不及"，平衡肺金。

肝木"太过"：逢"2"之岁为"木不及"，平衡肝木；逢"9"之岁为"土太过"，克制肝木。

心火"太过"：逢"1"之岁为"水太过"，克制心火；逢"8"之岁为"火不及"，平抑心火。

"水太过"之人（逢"6"之年出生，例如 1956、1966、1976 年……）：

肾水"太过"：逢"8"之岁为"土太过"，逢"2"之岁为"火太过"，克制肾水。

心火"不及"：逢"2"之岁为"火太过"，补火；逢"9"之岁为"金不及"，平衡心火。脾土"不及"：逢"1"之岁为"木不及"，平衡脾土；逢"8"之岁为"土太过"，补土。

"水不及"之人（逢"1"之年出生，例如 1951、1961、1971 年……）：

肾水"不及"：逢"8"之岁为"土不及"，逢"2"之岁为"火不及"，平衡肾水。

心火"太过"：逢"2"之岁为"火不及"，平衡心火；逢"9"之岁为"金太过"，平抑心火。

脾土"太过"：逢"1"之岁为"木太过"，克制脾土；逢"8"之岁为"土不及"，平衡脾土。

在下一节，我们将讨论年际节律在 2007 年的应用。

下面先来看看 2007 年内的人体节律。

《脏气法时论》曰：

"病在肝，愈于夏……"

肝木有病，在秋季会加重，因为金克木。到了春季之时，就会好转，过了一段时间就会痊愈，这时已经到了夏季。肝病忌风，因此，肝弱或风性体质之人需防"风"。"金克木"，金味为辛，因此用辛味可调理肝病。对于肝"太过"之人，可以酸味泄之；而对于肝"不及"之人，可以辛味补之。

心火有病，冬季会加重（这就是为什么冬季心脏病患者多的缘故，因为"水克火"），夏季火气旺时病会好转，过一段就会痊愈。这时已到了夏秋之交。心属火，如果患有热性病，或为热性体质之人的话，则不宜吃热性的食物，穿得太暖，这样不利于火气的散发。水克火，水的味道是咸，心病需柔软，咸可软坚，故可用咸味来调理心病。心火"太过"用甘味泄，心火"不及"用咸味补。

脾土有病，春天会加重。因为木克土，到了长夏土旺之时就会好转，过一段就会痊愈，这时已到了秋天。如果是湿病，或湿性体质之人的话，不宜多吃温热性食物（并不是食物本身温度的冷热，而是性质为温热性的食物）。也不宜吃得太饱，这样会加重脾胃的负担；并要保持环境干燥，以避免脾病再犯。甘入脾，甘味有健脾作用。如果脾土"太过"，可以苦味泄之，脾土"不及"，可以甘味补之。

肺金有病，夏季会加重，因为火克金，到了秋季金气旺时，病会好转，过一段将痊愈，这时已是冬季了。肺有病忌再受寒，因此，不要穿得太少，还要注意不要吃寒冷食物，以免伤了原本薄弱的阳气。酸味可以调理肺气。如果肺金"太过"，可以辛味泄之；如果肺金"不及"，可以酸味补之。

肾水有病，到了长夏土旺之时，因土克水而病加重，到了冬季水旺之时，病将好转，过一段时间将痊愈。这时已是春季。肾水有病会累及心火（水克火），因此不宜热食厚衣。苦味可以调理肾水。如果肾水"太过"，以咸味泄之；肾水"不及"，以苦味补之。

最后，《黄帝内经》总结了以上 5 种病的共同规律。

夫邪气之客于身也。以胜相加，至其所生而愈，至其所不胜而甚，至于所生而持，自得其位而起；必先定五脏之脉，乃可言间甚之时，死生之期也。

《黄帝内经》这里讲，凡是邪气侵袭人体，都是以胜相加，病至其所生之时而愈，至其所不胜之时而甚，至其所生之时而病情稳定不变，至其自旺之时病情好转。

以上是四季节律，下面讨论旬节律。

《脏气法时论》中说：

有肝病的人，愈于丙丁日；如果丙丁日不愈，到庚辛日病就加重；如果庚辛日不死，到壬癸日病情就会维持稳定不变，到了甲乙日病即好转。

有心病的人，愈于戊己日；如果戊己日不愈，到壬癸日病就加重；如果在壬癸日不死，到甲乙日病情就会维持稳定不变，到丙丁日病即好转。

脾有病的人，愈于庚辛日；如果在庚辛日不愈，到甲乙日加重；如果在甲乙日不死，到丙丁日病情就会维持稳定不变，到了戊己日病即好转。

肺有病的人，愈于壬癸日；如果在壬癸日不愈，到丙丁日病就加重；如果在丙丁日不死，到戊己日病情就会维持稳定不变，到了庚辛日，病即好转。

肾有病的人，愈于甲乙日；如果在甲乙日不愈，到戊己日病就加重；如果在戊己日不死，到庚辛日病情就会维持稳定不变，到壬癸日病即好转。

这里的规律与以上四季一样，病在"相克日"加重；在"同气日"好转，再过两日就会痊愈。不同的是：

甲乙日属木。

丙丁日属火。

戊己日属土。

庚辛日属金。

壬癸日属水。

再来讨论日节律。

《脏气法时论》中说：

患肝病的人，在早晨的时候精神清爽，傍晚的时候病就加重，到半夜时舒服而安静。心脏有病的人，在中午的时候神情爽慧，半夜时病就加重，早晨时舒服而安静。脾有病的人，在午后的时间精神清爽，日出时病就加重，傍晚时舒服而安静。肺有病的人，傍晚的时候精神爽慧，到中午时病就加重，到半夜时舒服而安静。肾有病的人，在半夜的时候精神爽慧，在一日当中辰、戌、丑、未四个时辰病情加重，在傍晚时舒服而安静。

这里需要解释几句。

原来古人另有一套十二个时辰对应五行的算法。在这套算法里，十二个时辰对应十二地支（表5-1）。

表 5-1　十二个时辰表

子时——夜里 11:00 ～ 1:00	午时——中午 11:00 ～ 1:00
丑时——半夜 1:00 ～ 3:00	未时——下午 1:00 ～ 3:00
寅时——凌晨 3:00 ～ 5:00	申时——下午 3:00 ～ 5:00
卯时——早上 5:00 ～ 7:00	酉时——下午 5:00 ～ 7:00
辰时——早上 7:00 ～ 9:00	戌时——晚上 7:00 ～ 9:00
巳时——上午 9:00 ～ 11:00	亥时——晚上 9:00 ～ 11:00

一日之中与一年类似。

早上（寅卯）为春，属木。

中午（巳午）为夏，属火。

傍晚（申酉）为秋，属金。

夜里（亥子）为冬，属水。

因此，亥子时属水；寅卯属木；巳午属火；申酉属金；其余的4个时辰（辰、戌、丑、未）属土。

这些对应前面5条：

肝病者，早晨舒服，因为得木旺之气相助；傍晚加重，为金克木之故。

心病者，中午舒服，因为得火旺之气相助；半夜时加重，为水克火之故。

脾病者，午后舒服，因为得土旺之气相助；日出时加重，为木克土之故。

肺病者，傍晚时舒服，因为得金旺之气相助；中午时加重，为火克金之故。

肾病者，夜半舒服，因为得水旺之气相助，在一日当中辰、戌、丑、未四个时辰病情加重，这四个时辰属土，而土克水的缘故。

因为这是古人通用的算法，故《黄帝内经》未另加解释。

如果把四季节律与日节律结合起来，又将如何呢？

《标本病传论》列出了五脏的情况。病重甚至不治的时间（表5-2）：

表5-2　病危时段表

心	冬夜半，夏日中
肺	冬日入，夏日出
肝	冬日入，夏早食
脾	冬夜半后，夏下午
肾	冬半夜后，夏下午

如何理解呢？

如果结合我们上面讨论过的，受五运影响的10种人，就容易分析了。

对"火不及之年出生之人"的影响：

冬属水，夜半属水，"冬夜半"是寒水气最旺之时。又因为水克火，因此，"火不及之人"受压力最大。

对"火太过之年出生之人"的影响：

夏属火，中午属火，"夏日中"为火气最旺之时，这两个"火太过"相加临，因此，此时段的天气对"火太过之人"的压力最大。

对"金太过之年出生之人"的影响：

"冬日入"时属金，冬季寒气偏胜，对阳虚又兼"金太过之人"压力大。

对"金不及之人"的影响：

"夏日出"时属木，木旺侮金，夏季热气偏胜，对阴虚又兼"金不及之人"压力大。

对"木不及之年出生之人"的影响：

"冬日入"时属金，冬季寒气偏胜，对阳虚又兼"木不及之人"压力大（金克木）。

对"木太过之年出生之人"的影响：

"夏早食"时属木，夏季热气偏胜，对阴虚又兼"木太过之人"压力大。

对"土不及之年出生之人"的影响：

"冬夜半后"为阴极阳生之时，应属木，冬季寒气偏胜，对阳虚又兼

"土不及之人"压力大（木克土）。

对"土太过之年出生之人"的影响：

"夏下午"为土气旺之时，夏季热气偏胜，对阴虚兼"土太过之人"压力大。

对"水太过之年出生之人"的影响：

"冬夜半后"为寒水最盛之时，对"水太过之人"压力大。

对"水不及之年出生之人"的影响：

"夏下午"为火气最盛之时，夏季热气偏胜，因水"不及"，火反侮水，因此，对"水不及之人"压力大。

有些读者已经看出，即使不包括四季的影响，仅考察一日之内的规律，以上结论仍然适用。现列表如下（表5-3）：

对五脏压力大的时段：

表5-3　压力大的时段

肝	木太过之年出生之人（早上）	木不及之年出生之人（日落）
心	火太过之年出生之人（日中）	火不及之年出生之人（夜半）
脾	土太过之年出生之人（下午）	土不及之年出生之人（早上）
肺	金太过之年出生之人（黄昏）	金不及之年出生之人（早上）
肾	水太过之年出生之人（半夜）	水不及之年出生之人（中午）

看上去都是坏消息，其实不然。我们只需把上表中的"太过"与"不及"对调一下，结果就会发生令人惊喜的180度的大转弯。现列表如下（表5-4）：

对调理五脏最有利的时段：

表5-4　对调理五脏最有利的时段

肝	木不及之年出生之人（早上）	木太过之年出生之人（日落）
心	火不及之年出生之人（日中）	火太过之年出生之人（夜半）
脾	土不及之年出生之人（下午）	土太过之年出生之人（早上）
肺	金不及之年出生之人（黄昏）	金太过之年出生之人（早上）
肾	水不及之年出生之人（半夜）	水太过之年出生之人（中午）

试以"肝"为例。早上趁着肝气旺时，补肝"不及"，在日落时趁着金气旺盛之时，平抑"太过"的肝气，必定事半功倍。因为此时的老天爷在助你。

其余的 4 个脏腑留给读者自行分析。

明白了日节律，也就明白了旬节律和四季节律。其规律是，对于"太过"的脏腑，在与它相克的脏腑气盛之时进行调理；对于"不及"的脏腑，在其本气旺盛之时进行调理。天力 + 人力 = 健康。

具体调理方法将在下一节讨论。最后让我们看看月节律。

《八正神明论》曰：

"凡刺之法，必候日月星辰……"

凡针刺之法，必须观察日月星辰盈亏消长，以及四时八正之气候变化。气候温和日色晴朗时，则人的血液流行滑润，血容易泻，气容易行；气候寒冷天气阴霾，则人的血行也滞涩不畅。月亮初生的时候，血气开始流利；月正圆的时候，则人体血气充实，肌肉坚实；月黑无光的时候，肌肉减弱，经络空虚。所以要顺着天时而调血气。天气寒冷，不要针刺；天气温和，针刺不要迟疑；月亮初生的时候，不可用泻法；月亮正圆的时候，不可用补法；月黑无光的时候，不要针刺。这就是所谓顺着天时而调治气血的法则。

这里虽然讲的是用针的技术，但同样可以应用于调理人体。比如说：如果需要动手术，什么时日最好呢？当然是气血充实的时候，这样肯定恢复得快，不易感染其他病症。

什么是气血充实的时候呢？是月圆之时。也就是说，动手术最好选阴历十五的前几天，而阴历月底则是不宜动手术的日子。

这里还讲，天气寒冷之时，人体的气血不畅，天气温和时血气容易行。这就是为什么冬季心血管系统功能差的人容易出事的原因，提示我们冬季养生的必要性和重要性。

《黄帝内经》还提出一个重要治则："月满无补，月生无泄。"推而广之，对于人体的补和泄，一定要先观察天时而后进行，否则，"外虚内乱，淫邪乃起"。

《黄帝内经》还谈到"年之虚"如遇到"月之空"时，对身体更加不利。

《至真要大论》曰：

"乘年之虚，则邪甚也。失时之和亦邪甚也。遇月之空，亦邪甚也。重

感于邪，则病危矣。"

《黄帝内经》这里讲，运气不足之年，邪气更甚；如主时之气不和，也会使邪气更甚；遇月廓缺的时候，其邪亦甚。重复感受邪气，其病就危重了。

2007 年就是运气不足之年。因此，在 2007 这一年的每一个阴历初一前后，都是需要加强预防的时候。

以上讨论了人体的节律体系，下一节讨论 2007 年的应用。

第三节　借天之力在 2007

以上讲预测、讲预防，都是在讲天气对人体不利影响的可能性。这一节我们讨论另外一半的因素，即 2007 年天气对人体有利的情况。

我们先从节律讲起。首先看年际节律，这是上一节讨论过的。

我们先回顾一个重要的推论：天气因素对每一个人的影响有利有弊。

在每逢 "3"（3、13、23 岁……）、"4"、"6"、"7"、"10" 之岁时，天气对人体的不利影响较大。

在每逢 "1"（1、11 岁、21 岁……）、"2"、"5"、"8"、"9" 之岁时，天气对人体的影响极为有利。

2007 年为逢 "7" 之年。此年中对逢 "1" 之岁（1、11、21 岁……）和 "2" 之岁、"5" 之岁、"8" 之岁、"9" 之岁的人有利，因此是这些人群调养身体的最佳年份。而对逢 "5" 之岁之人特别有利，是十年一逢的机会。

下面对 2007 年对这类人群如何借天之力，做一个简要说明：

凡是逢 "1" 之岁（1、11、21 岁……）都是在逢 "6" 之年出生的（1946、1956、2006 年……），属于 "水太过" 之年出生之人。因为水 "太过" 而脾土 "不及"，但 2007 年属于 "木不及" 之年，因而减少了 "木克土" 的压力，所以，对 "水太过" 之人平衡脾土提供了条件。

凡是逢 "2" 之岁（2、12、22、32 岁……）都是在逢 "5" 之年出生的 "金不及" 之人。金不及则金不克木，因此肝木 "太过"；2007 年的 "木不及" 恰好与此相补，因此也是调理肝木的好机会。

凡是逢 "5" 之岁（5、15、25、35 岁……）都是在逢 "2" 之年出生的

"木太过"之人。因此，肝木"太过"。因逢2007年的"木不及"正好平衡了肝木，并顺便平衡了另外两个弱脏。

凡是逢"8"之岁（8、18、28岁……）都是在逢"9"之年出生的"土不及"之人，遇此"木不及"之年（2007），脾土正好松了口气。

凡是逢"9"之岁（9、19、29岁……）都是在逢"8"之年出生的"火太过"之人，遇此"木不及"之年（2007年），肺金正好松了口气。

对以上5类人来说，2007年相当于汽车"大修"的机会，应当借天之助，好好保养自己的肝、脾、肺，因为下一次"大修"的机会要等到多年以后了。

其次来看年内节律中的四季节律对五脏的有利影响：

木：春季木气旺盛，可以补肝木的"不及"，也可以抑制脾土的"太过"。

火：夏季火气旺盛，可以补心火的"不及"，也可以抑制肺金的"太过"。

土：长夏土气旺盛，可以补脾土的"不及"，也可以抑制肾水的"太过"。

金：秋季金气旺盛，可以补肺金的"不及"，也可以抑制肝木的"太过"。

水：冬季水气旺盛，可以补肾水的"不及"，也可以抑制心火的"太过"。

再次来看旬节律对五脏的有利影响：

甲乙日木气旺，可以补肝木"不及"，也可以抑制脾土"太过"。

丙丁日火气旺，可以补心火"不及"，也可以抑制肺金"太过"。

戊己日土气旺，可以补脾土"不及"，也可以抑制肾水"太过"。

庚辛日金气旺，可以补肺金"不及"，也可以抑制肝木"太过"。

壬癸日水气旺，可以补肾水"不及"，也可以抑制心火"太过"。

再来看旬节律对五脏的有利影响：

早上木气旺，可以补肝木"不及"，也可以抑制脾土"太过"。

中午火气旺，可以补心火"不及"，也可以抑制肺金"太过"。

下午土气旺，可以补脾土"不及"，也可以抑制肾水"太过"。

傍晚金气旺，可以补肺金"不及"，也可以抑制肝木"太过"。

半夜水气旺，可以补肾水"不及"，也可以抑制心火"太过"。

举例来说，1932年出生之人。此人出生于"木太过"之年，肝气易"太过"。因此，此类人群调理肝木的最佳时段从四季看，是秋季。秋季可以借天之力。因为秋季金气旺盛，可以抑制肝木的"太过"。再从一旬来看，庚辛日金气旺，也可以抑制肝木。还可以从一天来看，每天傍晚金气盛。因此，这3个时段，都是1932年（或者"木太过"之年）出生之人，借天之力调理"太过"肝木的最佳时段。

曾经讲过，我们有四大法宝：天气、人体节律、经络和食疗。以上讨论的是前两个法宝，现在继续讨论这两个法宝的另一种应用。

上面从年度、四季、旬、日等四个侧面，讨论了人体节律与2007年天气的关系。在第三、第四章中，我们还讨论了"天人加临"的数理模型，以及在2007年的应用，其中就包括了如何主动运用天时的信息。

在第三章中，我们讨论了五运对于五脏的影响，并将其影响数量化，现抄录如下（表5-5）：

表5-5　出生年与五脏

"木太过"之年出生之人	肝 60	心 50	脾 40	肺 40	肾 50
"火太过"之年出生之人	肝 50	心 60	脾 50	肺 40	肾 40
"土太过"之年出生之人	肝 40	心 50	脾 60	肺 50	肾 40
"金太过"之年出生之人	肝 40	心 40	脾 50	肺 60	肾 50
"水太过"之年出生之人	肝 50	心 40	脾 40	肺 50	肾 60
"木不及"之年出生之人	肝 40	心 50	脾 60	肺 60	肾 50
"火不及"之年出生之人	肝 50	心 40	脾 50	肺 60	肾 60
"土不及"之年出生之人	肝 60	心 50	脾 40	肺 50	肾 60
"金不及"之年出生之人	肝 60	心 60	脾 50	肺 40	肾 50
"水不及"之年出生之人	肝 50	心 60	脾 60	肺 50	肾 40

为了方便看出对五脏影响的强弱，我们将这一矩阵稍加变化，在每一个数值上都减去"50"，从而得出了下一矩阵（表5-6）：

表5-6　五脏矩阵

	肝	心	脾	肺	肾
木太过	10	0	−10	−10	0
火太过	0	10	0	−10	−10
土太过	−10	0	10	0	−10
金太过	−10	−10	0	10	0
水太过	0	−10	−10	0	10

	肝	心	脾	肺	肾
木不及	-10	0	10	10	0
火不及	0	-10	0	10	10
土不及	10	0	-10	0	10
金不及	10	10	0	-10	0
水不及	0	10	10	0	-10

从这一矩阵中，我们可以看出各类人群五脏的强弱。例如，"木太过"之人肝"太过"为"10"，而脾、肺"不及"，为"-10"；而"木不及"之人则是肝

"不及"，为"-10"，而脾和肺都是"太过"，各为"10"。

人有"太过"和"不及"，天气有"太过"和"不及"，如果两者互补，则是天助人也。

在第四章中，我们已经将2007年天气，按运气学五因素转化为数字，现抄录如下（表5-7）：

表5-7　2007年天气值

	肝木	心火	脾土	肺金	肾水
初之气	10	5	-15	0	0
二之气	10	5	-10	-10	5
三之气	15	10	-15	-10	0
四之气	10	10	-5	-10	-5
五之气	5	5	-5	0	-5
六之气	10	5	-10	-10	5

对照两个矩阵，我们立即可以看出，凡是天气矩阵元素数值为正，而人体矩阵元素数值为负；或者天气矩阵元素数值为负，而人体矩阵数值元素恰好为正时；两者互补。2007年天气与10类人互补情况，列表如下（表5-8）：

表 5-8 2007 年天气与互补

	肝	心	脾	肺	肾
初之气	土太过	金太过	土太过	无	无
	金太过	水太过	木不及	无	无
	木不及	火不及	水不及	无	无
二之气	土太过	金太过	土太过	金太过	火太过
	金太过	水太过	木不及	木不及	土太过
	木不及	火不及	水不及	火不及	水不及
三之气	土太过	金太过	土太过	金太过	无
	金太过	水太过	木不及	木不及	无
	木不及	火不及	水不及	火不及	无
四之气	土太过	金太过	土太过	金太过	水太过
	金太过	水太过	木不及	木不及	火不及
五之气	木不及	火不及	水不及	火不及	土不及
	土太过	金太过	土太过	无	水太过
	金太过	水太过	木不及	无	火不及
	木不及	火不及	水不及	无	土不及
六之气	土太过	金太过	土太过	金太过	火太过
	金太过	水太过	木不及	木不及	土太过
	木不及	火不及	水不及	火不及	水不及

这一结果是按照"标准状态"，即运气学五因素计算的。我们还讲过，2007 年天气有 4 种可能的情况。这是第一种。

举例来说，1946 年出生之人为"水太过"，水克火，因此心火偏弱。根据表 5-9，在 2007 年全年都适宜"水太过"之人调理心火，因为六步天气皆与心火互补。对于逢"3"之年出生的"火不及"之人也是如此。因此，这两类人群都应尽量利用 2007 年的天赐良机，借助天力弥补自己心火的不足。

每个人可以根据本地天气的实际情况，加以灵活运用。借天力调理，事半而功倍也。

这些仅仅是《黄帝内经》教给我们的四大法宝中的前两个，即天气和人体的节律。这两个法宝告诉我们，哪些时段能够借助天力，来平衡自己的"不及"或"太过"，主动选择对人体有利的天时养生。

而调理的法宝就是，人人可以掌握的食疗和经络两方面。

俗话说："病从口入。"我们可以引申为"健康从口入"，即健康可以吃出来。

寓健康于每日的饮食中，一举两得，何乐而不为之？！

要想吃出健康，首先要了解自己五脏的"太过"和"不及"，以及自己的体质，还要了解这一时间段自己缺的是什么，哪些时段能够借助天力来平衡自己的"太过"和"不及"。这些我们都讨论过了。

其次要了解食物的性质。中药为什么能治病？

中药治病是"以偏纠偏"，以药性的"偏"来纠正人体的"偏"。中药有五味，分别入五脏，或补或泄，帮助五脏恢复平衡。中药还有"寒凉温热"等性质。"寒"可以纠正人体之"热"；"热"可以纠正人体之"寒"。

俗话说，"药食同源"。我们平时吃的每一种食物都有五味，分别入五脏，也各有"寒凉温热"等性质。只不过与中药相比，比较和缓。其实很多日常食物，如生姜、大枣、桂圆等，都是一些常用中成药的主要成分之一。

《黄帝内经》虽然用了很大篇幅，介绍了各种治则，但其中心思想只有八个字："抑其太过，扶其不正。"

这八字真言的意思是，凡是"太过"者，需抑制；凡是"不及"者，需扶助。

如何抑制呢？

根据"五行"相生相克的道理，我们知道任何一"行"都有"克星"，也有被这一"行"克制的另一"行"。

例如：金克木。金是木的"克星"；木克土，土是被木克制的一"行"；如果木"太过"，则一可以设法增强金，二可以设法增强土，两面夹攻，可抑制"木太过"。

另一个办法是"母实泻其子"，即抽其后腿。比如，木太过，可以泻其子——火。木火相生，为了救火，"木太过"的能量就被消耗了，变得相对平衡了。

如何扶助"不及"呢？

有三个办法。一是削弱克制它的那一"行"，减少其压力；二是扶持其本身；三是根据"子虚补其母"的原理，扶助其母的那一"行"。

例如，"木不及"，可以泄金气（金克木），或者补木；或者补水（水为木之母）。

这些原则，不仅可以用于食疗，而且可以用于经络。

《至真要大论》曰：

"厥阴之客，以辛补之，以酸泻之……"

这些食疗的原则我们归纳为下表（表5–9）：

表5–9　五脏补泻表

	补	泄
肝木	辛	酸
心火	咸	甘
脾土	甘	苦
肺金	酸	辛
肾水	苦	咸

如何应用呢？我们举两个例子。

白菜是最普通的食物。书上记载：白菜，凉、甘，入胃、大肠经。甘味，根据上表，可以泻心火，补脾土。性凉，入胃、大肠经，说明不利于胃肠虚寒之人。

生姜，书上记载：温、辛，入胃、肺经。根据上表，辛味补肝木，泻肺金。性温，入胃经，可以暖胃，适宜胃有虚寒之人；温而入肺经，因此可以去感冒之风寒。这就是为什么受了寒，喝一碗姜糖水就没事儿了的原因。

由此可见，任何一种普通的食物，都可以成为强身健体的良药。这就是孔子所说的："百姓日用而不知。"

不但日常食物的味道可以调理身体，《黄帝内经》还指出，颜色、音乐、气味都与五脏有关联。请看下表（表5–10）：

表 5-10　五脏关联表

五脏	颜色	音乐	气味
肝木	青绿	角式音乐（3 为主音）	臊味
心火	红色	徵式音乐（5 为主音）	焦味
脾土	黄色	宫式音乐（1 为主音）	香味
肺金	白色	商式音乐（2 为主音）	腥味
肾水	黑色	羽式音乐（6 为主音）	腐味

　　中国民族调式没有"4"和"7"，为五声音阶（1、2、3、5、6），以其不同音为主音而形成 5 种调式，分别对应人体的五脏。

　　根据五行相生相克的理论，读者可自行找出相宜的时段和对应自己薄弱环节的调式。

　　再看气味儿。俗话说：芳香开脾。因为香味入脾，因此，香味就是一副健脾土的药方。

　　笔者推测，湖南豆豉、腐乳一定对肾有益。这里有两个原因，一是黑豆利肾，另一个是豆豉、腐乳都属于腐味儿。

　　再看颜色。绿色对眼睛有益，这是中西医公认的。中医学认为肝开窍于目。青绿色入肝，自然有益于眼睛（看完电视后，看看绿色吧）。

　　不仅看颜色可以分别有益于五脏，而且各种颜色的食物分别入五脏。如果你的餐桌上经常有五畜、五谷、五菜、五果、五味儿，还有五色，并且根据天时和主人脏腑的情况加以调整，这样怎能吃不出一个健康来呢？

　　四大法宝我们讨论了三个，现在来看最后一个———经络。

　　通过针刺来调理经络，从而恢复健康平衡，是《黄帝内经》的重点。这里只选其中一章为例。

　　这一篇即运气学 7 篇中"遗失"了的《刺法论》。

　　《刺法论》一口气讲出了 7 种"天人合一"的针刺方法。

　　第一种，当出现郁气的时候，可以于本气气旺之时，泻其本经本穴。

　　什么是郁气呢？比如 2006 年属于"水太过"之年。又逢"寒水"司天，水克火，因此，火气受郁。火气受郁则心脏不舒服，这一点相信许多心力较弱的人士都有体会。

　　如何泻去郁积的心火呢？

人体十二经络各有井穴、荥穴、输穴、经穴和合穴，并分别属木、火、土、金、水，其顺序与四季排列一致，是十二经络在人体四肢尖端的最初 5 个穴位。十二经络分属五行，每条经络又各有五行的穴位，这些分别与人体的五脏对应，调理人体时可取相应穴位。因此我们一要感谢老天爷为人类设计的巧妙，二要感谢古人发现了这一点。

手三焦属少阳，少阳属相火，而心包经与三焦经互为表里，因此心包经也属相火。

心包为心之屏障。心为火，心包也自然姓"火"。可见心包经是火经。心包经上的火穴是"劳宫"，位于手心。火经上的火穴自然能代表心火。泻"劳宫"穴，就可以解心火之郁。

泻心火还要看天时，最好选择在火气旺的时候。我们已经知道，一年中有火最旺的季节（夏季）；一旬中有火气最旺之时（丙丁日）；一日的中午也是火气最旺的时候。如果有意选择在这些特定的时段，就可以借天之助泻去郁结的心火，有助于尽快恢复健康。

但这还不算最佳方案。人体内的郁火也是一种能量，泻去岂不可惜？！更好的办法是找出人体不足的经络，把多余的心火转送此经络，这岂不一举数得。这样做是完全可能的，读者可以向中医师请教。

这一例是心火之郁。其余有"木郁""土郁""金郁""水郁"，其理相同。

2007 年，可能出现的情况是：

如果木气太盛则土受郁。

如果金气太盛则木受郁。

如果在 2007 年的下半年火气太盛则金气受郁。

如果春寒则火气受郁。

读者可以根据本地气候的特点，在本气旺盛之时，用本经本穴调理。

第二种：同样是应用于郁气的方法。

上一个方法是泻本气，这一个方法是折去胜气，即泻去克制本气之气。比如，木郁则泻肺经井穴和大肠经合穴；火郁则泻肾经井穴和膀胱经合穴；土郁则泻肝经井穴和胆经合穴；金郁则泻心包经井穴和三焦经合穴；水郁则泻脾经井穴和胃经合穴。

第三种：如果上一年"司天"不退位，新"司天"不能迁正，则新"司天"之气形成郁气，对人体不利。方法是泻新"司天"之气的荥穴。

例如 2007 年。

如果上一年司天"太阳寒水"不退位，形成春寒，则新司天"厥阴风木"不能迁正而形成木郁，这时可以泻肝经的荥穴。同理，如木气阻君火，泻心包经荥穴。

如火气阻湿土，泻脾经荥穴；如土气阻相火，泻三焦经荥穴；如相火阻金气，泻肺经荥穴；如金气阻寒水，泻肾经荥穴。

第四种：如果天气应退位而不退位，可以刺本经之合穴。

例如，如果 2006 年的司天"太阳寒水"不退位而形成 2007 年春寒，可以刺肾经的合穴。

第五种：发生疫病。这时应补其克制之经，然后泻本经的本穴。例如，如果 2007 年发生"土疫"，土克水，因此，先补肾俞（读音：书）穴，再泻脾经的土穴。列表如下（表 5-11）：

表 5-11　五疫补泻表

	补	泻
木疫	脾俞	肝经木穴
火疫	肺俞	心经火穴
土疫	肾俞	脾经土穴
金疫	肝俞	肺经金穴
水疫	心俞	肾经水穴

第六种：如果人体素来虚弱，又逢天气之"虚"，"谓之重虚"，这时急救的方法是，先刺本经的原穴，再刺背上相应的背俞穴，以补本经之气（表 5-12）。

表 5-12　五虚取穴表

五脏	取穴之一	取穴之二
肝虚	胆经原穴	肝俞
心虚	三焦经原穴	心俞
脾虚	胃经原穴	脾俞
肺虚	大肠经原穴	肺俞
肾虚	膀胱经原穴	肾俞

第七种：调养神气，保全真元的刺法。

这时，十二经络各取原穴（心包经取荥穴）。

《黄帝内经》总结了这一方法和调养神气的原理：

《刺法论》曰：

"刺法有全神养真之旨，亦法有修真之道，非治疾也……"

此刺法有保全神气调养真元的意义，并不是单纯治疗疾病。调养神气之道，贵在持之以恒，补养神气，巩固根本，使精气不能离散，神气内守而不得分离。只有神守不去，才能保全真气。

针刺只是作用于经络的方法之一。其余的方法，例如按摩、拔罐、刮痧、艾灸、指压等，以及耳针耳穴、手针手穴、头针、足部反映区按摩、腹部反映区按摩等疗法，都是以经络为依据，调理五脏的方法。读者不妨选一两种适合自己的，长期坚持下去。当然，别忘了先看天气和天时。

至此，我们已完成了对天时、人体节律、食疗、经络这四大法宝的讨论，回来再看名医李阳波的思想，诸如三个时相（出生、初生病、治病），和"开方就是开时间"等，就更能认识其深刻的哲理性。在结束本节之前，还有几点需要说明。

第一，对于体质的调理，原则上与五脏的调理相同，也是要看两头（天气和体质），再以食疗和经络来调理。

第二，对于有慢性病宿疾之人，其治疗原则同上。如果有急性发作，自然应该去看医生。但如果是慢性发作，而医生也无良策的话，建议静坐或静卧，闭目养神，尽量减少不必要的能量消耗，把现有的能量完全托付给身体使用。相信人体比我们本人更知道应该如何使用这些能量。我们则应耐心地等到相应的气旺之时，再加以调理。

当相应的气旺之时，人体会感觉到压力变小，变舒服些，因此也被称为"欲解时"；而当相应的气较虚之时，人体会感觉到有额外的压力，感觉不舒服，这时被称为"欲剧时"。

前面讲过，《黄帝内经》教给我们两手，一是气宜，二是病机。又说所有的医学都可以用两个字概括，一曰诊，二曰治。《黄帝内经》教给我们的这两手，既可以用于诊，也可以用于治。

用于诊病时，"气宜"是指发病的时间与此人出生的时间，也就是李阳波讲的，出生时相与发病时相。我们虽然不能直接看见五脏，但这两个时相可以告诉我们许多有关五脏的信息。诊病时的"病机"是指病的症状，在上面的章节里，我们引用了许多《黄帝内经》论述的人体症状。"气宜"不能或还没有告诉我们的，"病机"会加以补充。

用于治病时，"气宜"是指当时当地的天气，也就是李阳波讲的"治病时相"。"病机"指的是预期的病理归转和变化，包括脏腑传变。当用药物或食疗治疗时，"病机"还应包括预期的药食作用方向和力度。

总之，如果我们细心观察的话，从"欲剧时"可以得到疾病的许多信息，而治病则应选择"欲解时"，以便得天之助。

许多人因太忙而忽略了身体发出的报警信号，而这些信息多半是出现于"欲剧时"段。如果重视人体报警信号，很多时候是完全可以发现"未病"，从而"治未病"的。

这是结合《黄帝内经》"治未病"思想与"天人合一"思想，给我们的又一启示。

如何把"气宜"和"病机"结合起来应用呢？先看每一日的节律，我们叫"日节律"。

按照第三章数理模型的方法，我们可以假定：在一日之中，当五气旺盛之时，其数值为"10"；其余时刻其数值为"0"，因此有了时辰与五气的关系（表5-13）。

表 5-13　时辰与五气

早上木气旺	木气为 10
中午火气旺	火气为 10
下午土气旺	土气为 10
傍晚金气旺	金气为 10
半夜水气旺	水气为 10

我们再进一步假定，由于五行有相生相克，因此在其气旺盛之时，对所克之气的作用力为 -10，因此有下表（表5-14）：

表 5-14　五气取值表

早上木气旺	木气为 10	木克土	土气为 -10
中午火气旺	火气为 10	火克金	金气为 -10
下午土气旺	土气为 10	土克水	水气为 -10
傍晚金气旺	金气为 10	金克木	木气为 -10
半夜水气旺	水气为 10	水克火	火气为 -10

这是从天的方面看。从人的角度看，按五运不同年份出生之人各有"太过"和"不及"的脏腑。我们可以假定："太过"的脏腑其值为 10；"不及"的脏腑其值为 -10；其余为 0。这一矩阵即上面的表 5-6。

从"天人加临"的角度看，一日之中有对人体有利的时辰，也有对人体不利的时辰。其规律是，逢某一气旺之时，对同气"不及"的脏腑，恰好起到了互补的作用；对"太过"的脏腑促其更加"太过"；逢某一气弱之时，对同气"太过"的脏腑，起互补的作用，对同气"不及"的脏腑，使其倍加"不及"。

例如，早上木气旺，对肝"不及"者有利，而对肝"太过"者则不利。同理，早上土气弱（木克土），对脾"太过"者有利，而对脾"不及"者则不利。

因此，如果早上不舒服，一个可能是肝木"太过"；另一个可能是脾土"不及"。同理，如果肝木"不及"或脾土"太过"，早上则正是借天之力，调理和治病的机会。

这样，我们可以把诊病中的"气宜"和"病机"结合起来考虑，又把治病中的"气宜"与"病机"结合起来考虑。

从诊病看，如果身体不舒服，从哪里不舒服，自己就可以知道五脏可能出了什么问题，这是"病机"；从何时不舒服，自己也可以推测五脏的问题，这是"气宜"。

这些正是名医李阳波所讲的初发病时的时相。我们应结合出生时的时相，综合判断病因。在治疗时，还应结合当时的时相，力争借天之力，在有利于这一脏腑的时辰调理。

综上所述，从"天人加临"的角度，结合表 5-6 和表 5-14 我们得到如下的"气宜"矩阵，即一日之中的气宜矩阵（表5-15）。

表5-15　一日的气宜矩阵

	早上 肝木、脾土	中午 心火、肺金	下午 脾土、肾水	傍晚 肺金、肝木	半夜 肾水、心火
木太过	20，-20	10，-20	0，-10	0，0	10，-10
火太过	10，-10	20，-20	10，-20	0，-10	0，0
土太过	0，0	10，-10	20，-20	10，-20	0，-10
金太过	0，-10	0，0	10，-10	20，-20	10，-20
水太过	10，-20	0，-10	0，0	10，-10	20，-20
木不及	0，0	10，0	20，-10	20，-20	10，-10
火不及	10，-10	0，0	10，0	20，-10	20，-20
土不及	20，-20	10，-10	0，0	10，0	20，-10
金不及	20，-10	20，-20	10，-10	0，0	10，0
水不及	0，0	20，-10	20，-20	10，-10	0，0

在这个矩阵中，凡是20的，相当于上面六气"天人加临"矩阵中的120，为"太过"的标志；凡是-20的，相当于80，为"不及"的标志。

例如，半夜时，"水太过"之人的肾水为20，这是因为水"太过"之人的肾水本来"太过"，又逢夜半水旺之时，"天人加临"，须加以预防。

又如，"火不及"之年出生之人，此时心火为-20，这是由于心火本来"不及"，加上半夜水气相克之故。因此，如果夜半总是不舒服，自己一是可以从肾水分析，二是可以从心火分析。医学资料也证实，半夜确实是心脏病最易发作的时辰。

从另一个方面来看，这一矩阵还告诉我们，何时为得天之助的时辰。这就是数值为"0"的时候。此时，天人互补，达到了新的平衡。如果借此天赐良辰，加紧调理，比其他任何时辰效果都好。

例如，"土太过"之人可以在早上调理肝、脾，因为此时木气旺，正好克制了"太过"的脾土，平衡了"不及"的肝木。

因此，一日的"气宜"矩阵既可以用于诊病，又可以用于治病。

如果你能够灵活地运用表 5–15 气宜矩阵，就可以对家人进行调理。比方说，家里有人经常中午感觉不舒服，到下午就缓解了，晚上感觉比较舒服。再一查，此人出生于 1948 年，为"火太过"之人。从表 5–15 里面查出，中午为心火值为 20，肺金值为 –20，那么，则说明此人心火旺，并且火克金。中午不舒服的原因极有可能是心火太过，或者是肺金受克所致。因此，你应当建议家人避免在正中午操劳伤身。并建议家人在傍晚和夜里调理，因为这两个时间是天气与此人互补的时段，可以借天之助，促进健康。

那么，祝贺你，你已经完成了运气学高级班的课程，可以毕业了。根据相同的原理，我们推算出了一旬气宜矩阵（表 5–16）：

表 5–16 一旬的气宜矩阵

	甲乙日 肝木、脾土	丙丁日 心火、肺金	戊己日 脾土、肾水	庚辛日 肺金、肝木	壬癸日 肾水、心火
木太过	20，–20	10，–20	0，–10	0，0	10，–10
火太过	10，–10	20，–20	10，–20	0，–10	0，0
土太过	0，0	10，–10	20，–20	10，–20	0，–10
金太过	0，–10	0，0	10，–10	20，–20	10，–20
水太过	10，–20	0，–10	0，0	10，–10	20，–20
木不及	0，0	10，0	20，–10	20，–20	10，–10
火不及	10，–10	0，0	10，0	20，–10	20，–20
土不及	20，–20	10，–10	0，0	10，0	20，–10
金不及	20，–10	20，–20	10，–10	0，0	10，0
水不及	0，0	20，–10	20，–20	10，–10	0，0

一年的气宜矩阵（表 5–17）：

表 5–17 一年的气宜矩阵

	春季 肝木、脾土	夏季 心火、肺金	长夏 脾土、肾水	秋季 肺金、肝木	冬季 肾水、心火
木太过	20，–20	10，–20	0，–10	0，0	10，–10
火太过	10，–10	20，–20	10，–20	0，–10	0，0

	春季 肝木、脾土	夏季 心火、肺金	长夏 脾土、肾水	秋季 肺金、肝木	冬季 肾水、心火
土太过	0，0	10，-10	20，-20	10，-20	0，-10
金太过	0，-10	0，0	10，-10	20，-20	10，-20
水太过	10，-20	0，-10	0，0	10，-10	20，-20
木不及	0，0	10，0	20，-10	20，-20	10，-10
火不及	10，-10	0，0	10，0	20，-10	20，-20
土不及	20，-20	10，-10	0，0	10，0	20，-10
金不及	20，-10	20，-20	10，-10	0，0	10，0
水不及	0，0	20，-10	20，-20	10，-10	0，0

读者可以看出，上面 3 个矩阵的元素都是相同的。只是为了方便读者，笔者才将它们分别列出。

以上分别使用了五运理论预测年际健康；五行与五脏关系理论预测四季、一旬、一日的健康；运气学五因素理论预测六步的健康。读者恐怕早已经眼花缭乱，甚至有些不知所措了。

在分别介绍这些理论的时候，这样做是必要的，否则无法交代每种方法的依据。现在，我们需要综合一下，把以上三种理论对于 2007 年的预测结果，综合成为一个系列大表。这一大表是按照 10 类人划分的，以便读者在表中更容易找到自己对应的那一类人群的情况。

下面是 2007 年丁亥年，天气对 10 类人群最有利时段的预测综合表。

金太过（逢"0"之年出生）

从五行看，夏、丙丁日、中午的时段有利于调理肺金太过和心火不及。

春、甲乙日、早上的时段有利于肝木不及。

从运气学五因素看，2007 年全年有利于肝木、心火，二之气、三之气、四之气、六之气有利于肺金。

水不及（逢"1"之年出生）

从五行看，冬、壬癸日、半夜的时段，有利于调理肾水不及和心火太过。

春、甲乙日、早上的时段有利于调理脾土太过。

从运气学五因素看，2007 年全年有利于脾土，二之气、六之气有利于肾脏。

木太过（逢"2"之年出生）

从五运看，2007 年一次可以平衡 3 个弱脏（肝木太过；脾土、肺金不及）。

从五行看，秋、庚辛日、傍晚的时段有利于调理肝木太过和肺金不及。

长夏、戊己日、下午的时段有利于调理脾土不及。

火不及（逢"3"之年出生）

从五行看，夏、丙丁日、中午的时段有利于调理心火不及和肺金太过。

长夏、戊己日、下午的时段有利于调理肾水太过。

从运气学五因素看，2007 年全年对心火有利；二之气、三之气、四之气、六之气对肺金有利；四之气、五之气时段对肾水有利。

土太过（逢"4"之年出生）

从五行看，对调理脾土太过和肝木不及有利的时段为春、甲乙日、早上。

对调理肾水不及有利的时段为冬、壬癸日、半夜。

从运气学五因素看，2007 年全年都对肝、脾有利；二之气、六之气对肾水有利。

金不及（逢"5"之年出生）

从五运看，2007 年对平衡肝木太过、肺金不及有利。

从五行看，对调理肺金不及和肝木太过有利时段为秋、庚辛日、傍晚。

对调理心火太过的有利时段为冬、壬癸日、半夜。

水太过（逢"6"之年出生）

从五运看，2007 年对平衡脾土不及有利。

从五行看，对调理肾水太过和脾土不及的有利时段为长夏、戊己日、下午。

对调理心火不及的有利时段为夏、丙丁日、中午。

从运气学五因素看，2007 年全年都对心火有利；四之气、五之气对肾水有利。

木不及（逢"7"之年出生）

从五行看，对调理肝木不及和脾土太过有利的时段为春、甲乙日、早上。

对调理肺金太过有利的时段为夏、丙丁日、中午。

从运气学五因素看，2007年全年都对肝、脾有利；二之气、三之气、四之气、六之气对肺金有利。

火太过（逢"8"之年出生）

从五运看，2007年对平衡肺金不及有利。

从五行看，对调理心火太过和肾水不及有利的时段为冬、壬癸日、半夜。

对调理肺金不及有利的时段为秋、庚辛日、傍晚。

从运气学五因素看，二之气、六之气对肾水有利。

土不及（逢"9"之年出生）

从五运看，2007年对平衡脾土不及和肝木太过有利。

从五行看，对调理脾土不及和肾水太过有利时段为长夏、戊己日、下午。

对调理肝木太过的有利时段为秋、庚辛日、傍晚。

从运气学五因素看，四之气、五之气对肾水有利。

第四节　情志与生活起居

大家都知道情志因素对健康的很重要。但是，重要到什么程度呢？我们来分析一个实例。

据报载，美国一位43岁的男子拉尔夫·斯蒂宾斯，于2005年4月购买"超级百万"彩票中彩，在交付了所有的税金之后，领取了一亿二千多万美元，但却于2006年12月23日，在家中因突发心脏病去世。

拉尔夫本来只是一个普通的钻井工人，中奖后没有告诉任何人，悄悄地辞掉了工作，在一家旅馆中躲了一周，又搬到另一个地方。此后生活非常节省。拉尔夫没有心脏病史，此前也没有感觉到身体不舒服的症状。但家人怀疑他中奖后，每时每刻都在担心自己和家人的安全，心理压力太大而引起心脏病。

"心理压力太大","担心"对五脏有什么影响呢?

《阴阳应象大论》曰:

"天有四时五行以生长收藏,以生寒暑燥湿风。人有五脏化五气,以生喜怒悲忧恐。"

《黄帝内经》归纳为:

恐伤肾。

喜伤心。

悲伤肺。

忧伤脾。

怒伤肝。

拉尔夫的心理影响应该归纳为"恐伤肾"。他每时每刻都在担心安全。尽管他躲进旅馆,搬家,和采用了"不露富"的方法,但并没有真正减少他心中对安全的恐惧。久而久之,这种恐惧就损伤了他的肾脏。

据笔者分析,天气在这一案例中一定也起了一些关键性的作用。

2006 年为"水太过"之年,上半年"司天"又为"太阳寒水",拉尔夫心脏病发的 12 月份属于六之气,六之气的主气为太阳寒水,而肾属水。因此,天气对肾的压力特别大。这正是典型的"天之虚"加"人之虚"。寒水盛而心火受郁,累及心脏,于是,在一年之中寒气最盛的时候突然心脏病发作了。病症在心,病根在肾。

在以下几段的引文中,《黄帝内经》生动地描述了情志对身体的影响,并且提出"心病还要心药医"的思想。

《疏五过论》曰:

"凡未诊病者,必问尝贵后贱……"

在未诊病前,应询问患者的生活情况,如果是先贵后贱,虽然没有感受外邪,也会病从内生。如果是先富后贫,由于五脏之气留连不动,累积而为病。病的初期,由于病不在脏腑,形体也无改变,医生常诊而疑之,不知是什么病。日久则身体逐渐消瘦,气虚而精无以生,病势深重则真气被耗,阳气日虚,因洒洒恶寒而心怯时惊,其所以病势日益深重,是因为在外耗损了卫气,在内劫夺了营血。

在《汤液醪醴论》中,《黄帝内经》严肃地指出:"针石治病,只不过是一种方法而已。"更重要的是患者的精神状态。精神已散，药石也无回天之力了。

记得一位研究《黄帝内经》的学者说过，一个人的身体健康，取决于是否有一个健康的思维方式，是否有一个健康的心理状态，是否有一个健康的性格。

当时读到此论之时，笔者对于论述的精辟十分佩服，现在才知道，此论实源于《黄帝内经》。

那么，什么是健康的思维方式、健康的心理状态和健康的性格呢？

《黄帝内经》第一篇讲的就是这个问题。

《上古天真论》曰：

"上古之人，其知道者，法于阴阳，和于术数，食饮有节，起居有常，不妄作劳，故能形与神俱，而尽终其天年，度百岁乃去……"

上古时代的人，那些懂得养生之道的，能够取法于天地阴阳自然变化之理。饮食有所节制，作息有一定规律，不妄事操劳，所以能够形神俱旺，协调统一，活到天赋的自然年龄，超过百岁才离开人世。上古圣人在教导普通人的时候，总要讲到对虚邪贼风等致病因素，应及时避开，心情要清净安闲，排除杂念妄想，以使真气顺畅，精神守持于内，这样，疾病就无从发生。因此，人们就可以情绪安定而没有焦虑，形体劳作而不使疲倦，真气因而调顺，各人都能随其所欲而满足自己的愿望。人们无论吃什么食物都觉得甘美，随便穿什么衣服也都感到满意，社会地位无论高低，都不相倾慕，所以这些人称得上朴实无华，所以符合养生之道。他们之所以能够年龄超过百岁而动作不显得衰老，正是由于领会和掌握了修身养性的方法而身体不被内外邪气干扰危害所致。

有的读者可能有个疑问，《黄帝内经》成书于遥远的农业社会，而现在是后工业化社会了，《黄帝内经》的哲学思想和人天相应的原则是否还适用呢？

笔者感觉到，从情志和生活起居的角度来看，这些思想和原则比古代社会更加重要和迫切了。

现代社会的一个特点是节奏快，生活压力大。因此，对人的心理压力，自然也远大于古代。由心理影响到生理的可能性，也比古代大多了。有资料记载，大部分癌症患者，都有心理曾受到过重大创伤的历史。甚至许多艾滋病患者，最初也是因为精神苦闷而染上毒瘾，由吸毒而感染的。

又如，人人都知道吸烟有害，为什么还有那么多人吸烟呢？这恐怕与现代社会的精神压力有直接关系。

因此，要想身体健康，就必须重视情志因素。《黄帝内经》讲的"精神内守，病安从来"就是这个意思。

但仅仅"精神内守"还不够，还需要一年四季，根据天时来安排生活起居，以得天之助。

《四气调神大论》中说：

春季的 3 个月是推陈出新，生命萌发的时令，万物显得欣欣向荣。此时，人们应该入夜即睡眠，早些起床，披散头发，解开衣带，使形体舒缓，放宽步子，在庭院中漫步，使精神愉快，胸怀开畅，保持万物的生机。不要滥行杀伐，多施与，少敛夺，多奖励，少惩罚。

夏季的 3 个月是自然界万物繁茂的时令。此时，植物开花结实，长势旺盛，人们应该在夜晚睡眠，早早起身，不要厌恶长日，情志应保持愉快，切勿发怒，要使精神适应夏季气候，使气机宣畅，通泄自如，精神外向，对外界事物有浓厚的兴趣。这是适应夏季的气候，保护长养之气的方法。

秋季的 3 个月，自然界景象因万物成熟而收敛。此时，天高风急，地气清肃，人应早睡早起，和鸡的活动时间相仿，以保持神志的安宁，减缓秋季肃杀之气对人体的影响；收敛神气，以适应秋季容平的特征，不使神思外驰，以保持肺气的清肃功能。这就是适应秋令的特点而保养人体收敛之气的方法。

冬天的 3 个月，是生机潜伏，万物蛰藏的时令。人应该早睡晚起，待到日光照耀时起床才好，不要轻易地扰动阳气，妄事操劳，要使神志深藏于内，安静自若，好像有个人的隐秘，严守而不外泄，又像得到了渴望已久的东西，把他密藏起来一样；要躲避寒冷，求取温暖，不要使皮肤开泄而令阳气不断地损失。这是适应冬季的气候而保养人体闭藏机能的方法。

《黄帝内经》在这里告诉我们如何做到人天相应的具体方法。

比如，四季中睡觉时间有一个特点，即都是早睡早起。早睡有什么意义呢？现代研究认为，人体许多重要功能是在晚上和夜里进行的。例如，有的研究认为，人体晚上 9:00 ～ 11:00 淋巴排毒；夜里 1:00 ～ 3:00 肾肝排毒；3:00 ～ 5:00 胆肺排毒；从入夜到夜里 4:00 人体造血，等等。

虽然说法不同，但其共同之处，在于强调夜间造血对人体健康的重要性。

笔者认为，早睡的意义在于与天地同步。

现代人晚睡觉，最主要的客观原因是先有了电，后有了电视、计算机和网络。而发电机是法拉第于 1831 年发明、1886 年西门子公司制造出来的。电灯是爱迪生于 1879 年第 7895 次试验中发明的。可见人类夜生活的历史不会超过 150 年。至于计算机，则是在 1946 年发明的；电视是 20 世纪 50 年代才普及的；个人计算机是 90 年代开始普及的；而网络则是 90 年代末才普及的。

这说明，人类夜生活历史非常之短，根本不可能与人类几百万年的历史相提并论，也不可能改变人类在几百万年中形成的生物节律，更不可能与天地阴阳对人体的作用相比。

因此，人类只是到了最近百年，才开始违背自然规律而晚睡觉。而在漫长的历史当中，不用《黄帝内经》督促，绝大多数人在天黑之后就乖乖地去睡觉，这就是古书记载的"日入而息，日出而作"。

"日入而息，日出而作"，既然与天地同步，自然就得天之助。而现代许多人，倚仗科技的力量，去和天地人体的规律作对，自然对健康有害无益。

走笔至此，笔者想起了"夏时制"。

中国是从 1986 年开始实行夏时制的。而美、英、法、德等国，是 1915 ～ 1917 年采用的。夏时制的倡议者是英国人威廉·维利特。他当年的理由有二：一曰利用自然光源，节约开支；二曰世界上绝大多数寿星都有早睡早起的习惯。只是，他也许还不知道，《黄帝内经》早在二千多年以前，就告诉我们这一理论了。

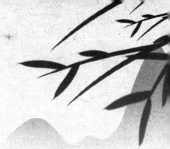

第六章
借天之力优生

在一个风和日丽的早晨，记者采访了位于燕山脚下的一所新型小学。驱车来到校门口，只见红字白底的牌子上写着：北京市五运六气第一实验小学校。

校长微笑着告诉记者说，这所学校的特点是，有一部分课程是按照《黄帝内经》五运六气学说安排的，学生分年级也是按照运气历。出生在同一个运气年里的孩子，被编在同一年级。

记者参观了学校，发现每一个教室的颜色都不同，共有绿、红、黄、黑、白5种颜色。校长解释说，每种颜色针对某一类学生的先天性不足。例如，出生在"火不及"之年的年级，就经常在红色的教室里上课，借颜色的自然之力来补充孩子们不足的心气。更具体的一些课程安排还要视天时而定。

校长并告诉记者，像这样的学校目前还有一所，名叫"DNA实验小学"，他们采用最先进的进口仪器，为学生进行化验，由DNA的化验结果决定课程安排。有一批中医和一批西医医生定期为两校学生进行检测，其结果可以作为中国教育改革的参考数据。

慢着，这是小说还是现实？

现在还不是，但若干年之后，通过一批有志者的努力，有可能成为现实。

第一节　美容篇

查遍《黄帝内经》上下两卷，无论如何也找不到"美容"这两个字。《黄帝内经》讲到了"草木容美"、"美肩背"，还有"毛美"、胡子美、"眉美"、"耳色美"，就是没有讲到"美容"。

妙的是，《黄帝内经》虽然没有一处直接讲美容，但没有一个字与美容无关。

请看："心主神明"，"其华在面"。如果一个人心脏有问题，或神志有问题，光靠口红、脂粉行吗？所以，要想容光焕发，面色红润，首先要把心火调理好。

又如，"肺主皮毛"。如果一个人肺出了问题，皮肤能好吗？整天在护肤上下功夫，不如多想想如何改善肺金的功能。

再如，"肝开窍于目，其华在爪"。你想要有一双吸引人的眼睛，你想要有一双美玉般的手，你觉得该从何着手呢？

还有，"肾，其华在发"，"发为血之余"。

再有，"脾主健运"，"脾主肉"。告诉我们脾土负责运送全身的营养，运走全身的废料。如果营养运不到，肌肉就会萎缩；如果废料运不走，其堆积的地方就开始发胖。明白了这个道理，你会如何对待体重和体形问题呢？

第二节　优孕篇

这一节想从《黄帝内经》的角度来探讨优孕的问题。要想优孕就要身体健康，女子月事正常。

那么，什么因素影响月事呢？

《阴阳别论》曰：

"二阳之病发心脾，有不得隐曲，女子不月。"

《黄帝内经》这里讲，胃肠有病，则可影响心脾，患者往往有难以告人的隐情，如果是女子就会月经不调。

《评热病论》曰：

"诸水病者，故不得卧，卧则惊，惊则咳甚也，腹中鸣者，病本于胃也。月事不来者，胞脉闭也，胞脉者属心，而络于胞中，今气上迫肺，心气不得下通，故月事不来也。"

《黄帝内经》这里讲，凡是有水气病的人，都因水气上乘而不能卧，卧则水气上凌于心而惊，逆于肺则咳嗽加剧。腹中鸣响，是胃肠中有水气窜动，其病本在于胃。妇女月经不来，是因为水气阻滞，胞脉闭塞不通的缘故。胞脉属于心而下络于胞中，现水气上迫于肺，使心气不得下通，所以胞脉闭而月经不来。

《黄帝内经》在这两个地方都认为，月经不来是因为脾胃有问题。

《五运行大论》曰：

"中央生湿，湿生土，土生甘，甘生脾，脾生肉，肉生肺。其在天为湿，在地为土，在体为肉，在气为充，在脏为脾。其性静兼，其德为濡，其用为化，其色为黄，其化为盈，其虫倮。"

《黄帝内经》这里讲，中央对应长夏而生湿，湿能生土，土能生甘味，甘味入脾，能滋养脾脏，脾能滋肌肉，脾气通过肌肉而滋养肺脏。在天应于湿，在地应于土，人体应于肉，在脏应于脾。其功用为生化，其色黄，其虫为倮虫。

我们知道，脾胃属土，在六气为"太阴湿土"。我们还知道，人为倮虫之长，而倮虫是属土的。这样一来，"太阴湿土"的天气，足太阴脾经，人的脾胃，女子的月事就联系起来了。如果月事不正常，是否首先应考虑从脾胃来调理，从脾、胃经来调理？

《黄帝内经》更讲到："久坐伤脾。"西方有一份资料说：女士如果每天坐得太久，不易于怀孕。证实了脾胃与怀孕的关系。

《五常政大论》曰：

"帝曰：岁有胎孕不育，治之不全，何气使然？岐伯曰：六气五类，有相胜制也，同者盛之，异者衰之，此天地之道，生化之常也。"

这里黄帝问，为什么同一年中，有的动物能怀孕，有的不能？岐伯回答说：如果动物的五行与天气相同，就容易怀孕，否则不容易，并强调这是"天地之道，生化之常"。

根据这一理论，我们可以推论：每逢土年，或者"太阴湿土"主令的时候，就容易怀孕。每六年当中，有一年为"太阴湿土"司天，有一年为"太阴湿土"在泉。每年五之气主气为"太阴湿土"。

农历初一称为朔，十五称为望，残月最后一日称晦。《黄帝内经》认为，新月之时宜补不宜泻；月满之时宜泻不宜补；晦之交月廓缺，不宜针治。

中医学认为，月经疾病的发生与月节律紊乱密切相关。因此，在新月之时，宜以温养补益为主；在月满之时，宜借气血旺盛之机，祛瘀通经；快到月底时，宜固摄保安为主。

月亮有两种主要的周期运行规律，一是月相的朔、望、晦，即朔望月周期；二是月亮在恒星中位置的移动，即恒星月周期。朔望月周期为 29 日 12 时 44 分 2.78 秒；恒星的月周期为 29 日 7 时 43 分 11.47 秒。

《黄帝内经》讲的月节律是朔望月周期，而 25 万例调查资料证实，女性月事周期平均为 29.5 日，与朔望月周期一致。

有的科学家注意到了月经与月亮有关系，例如，月经的周期一般遵从月亮周期的长度。巧的是，古人除了认为月属阴，日属阳以外，还认为月亮属土。这样，月亮、月事、怀孕就与土联系起来了。

有一份医学资料提出：凡是月事在阴历十五前后的女士，有两个特点。第一是容易怀孕，不孕率远低于其他时段。第二是健康，各种妇女病的发病率远低于其他时段。也有人持相反的论点，认为月事在初一前后才是最佳方案。还有一份日本的资料讲，女子分娩的时间以初一和十五为最多。

尽管论点不同，但有一点是共同的，即初一和十五对于女子来说是两个特别重要的日子。

笔者认为，可以从"阴阳"和"土"这两个角度来寻找解释。

从"阴阳"角度看，十五月圆之日是阴历一个月中阳气最盛的时候；而初一则是阴气最盛的时候。如果有两个人，一个属阴虚，一个属阳虚。则阳虚者在十五之日得天地阳气之助而达到阴阳平衡，阴虚者在初一之日得天地阴气之助而达到阴阳平衡。阴阳平衡是人体健康的最高标准。人体健康了，自然有气力分娩，母体会自然而然地选择对自己对孩子最有利的时机生产。由此产生了初一、十五两极分化的现象。

如果从"土"的角度看，土在五方中属中央，在一年中属中间，排在春夏之后，秋冬之前。而十五恰恰是阴历一个月的中间，应该也是属土。在十五前后来月事，是否得天之助呢？如果是得天之助，自然容易怀孕，各种妇女病也相应减少。

　　我们还可以推论，如果在十五前后，加强对脾土的调理，比如食疗，针灸，按摩脾经、胃经，是否能借天之力，达到事半功倍的效果呢？

　　据一位中医师讲，女子如果月事周期短于阴历一个月，多为阴虚之人；而长于一个月的，则为阳虚之人。偏离的程度也反映了此人的健康水平。偏离越多，健康的问题越大。身体健康之人，应该自然地与月亮周期一致，而不一致则说明身体有问题。人体在用推迟或缩短周期的方法，试图来解决这些问题，因此，不应用人为的方法来干扰人体，那样只会掩盖矛盾，造成今后更大的问题。

第三节　优生篇

　　天下父母最关心的是有一个或几个健康快乐的孩子。健康又往往是快乐的前提。因此，父母们在营养、胎养、卫生、居住小环境、教育、运动等方面不遗余力，但往往却忽略了最重要的一个因素：出生之年的大自然环境影响。

　　笔者观察到亲属中一个孩子从出生到一周岁，因为肺炎住过好几次医院。此后，他搬到了地球的另一边居住。虽然新的环境中污染减少了，但孩子还是爱感冒咳嗽，甚至在他正当一生中最强壮的青年时期，也还是如此，而这位孩子的父母却没有这方面的先天不足。笔者在研究了《黄帝内经》的五运六气学说之后才知道，这是因为他出生于金不及之年，肺属金，因此，他出生之年受大自然环境影响，造成他的肺先天性较弱。

　　五运六气是中医理论的最高学说，原因就在于，它阐述的是自然和天体的运行规律，以及对人类健康的影响。大道至简。人类的优生学，应当着眼于得到天助的最高层次上。

　　不仅天气对一个人的健康有关，而且父母的遗传与孩子的健康有关。笔者周围有几位朋友，男女双方都是专业里的精英人物，更没有遗传的因素。但是他们精心孕育的孩子，却都出现了先天性的缺陷和智障。由此笔者才注意到，无论在中国还是在美国，这样的不幸婴儿都以百万计。这不仅是家庭的沉重压力，而且也是社会的很大负担。

以前看到这方面的研究，都是从遗传和环境污染等方面找原因。现在我们研究了五运六气，是不是能给我们一个新的思路呢？

首先，让我们看一些优生的资料。

"优生"一词由英国人类遗传学家高尔顿于 1883 年首次提出，其原意是"健康的遗传"。他主张通过选择性的婚配，来减少不良遗传素质的扩散和劣质个体的出生，从而达到逐步改善和提高人群遗传素质的目的。通俗地说，优生的"生"是指出生，"优"是优秀或优良，优生即是生优，就是运用遗传原理和一系列措施，使生育的后代既健康又聪明。

优生学是研究如何改善人类遗传素质的一门科学，可分为两个方面：一方面是研究如何使人类健康地遗传，减少以至消除遗传病和先天畸形患儿出生，被称为消极优生学或预防性优生学；另一方面是研究怎样增加体力和智力上优秀个体的繁衍，叫作积极优生学。前者是劣质的消除，后者是优质的扩展。其目的都是为了扩展优秀的遗传因素，提高人类的遗传素质。

一些研究优生学的学者和专家认为，很多毛病是会遗传的。如果父母双方有同样的问题，则子女被遗传的可能性更大。有些问题还会隔代遗传。

那么，如果父母双方都是某一脏腑天生偏弱，这一特点会不会遗传给子女呢？通过对五运六气的研究，笔者认为这是完全可能的。

进一步推论，如果父母双方都是某一脏腑天生偏弱，而他们的孩子又恰巧出生在同一个五行的年份，是不是会致使孩子这一脏腑更加偏弱呢？

比如说，如果父母都是在"水不及"之年出生，肾水自然是"不及"，而孩子恰逢在"水不及"之年出生。这个孩子在一生当中，是不是更容易出现肾脏偏弱的问题呢？

如果这一推论能够被证实的话，能不能进一步推论：目前的许多先天性缺陷儿和现行的疾病，只是因为没有与天相应的结果？是因为结合了天气作用，与父母的特点造成的呢？

因此，要想优生，就要先从生孩子的时间着手。

具体来说，根据我们上面讨论的，五运六气对五脏作用的理论，父母双方都应该了解，自己是否在某一个脏腑"太过"或"不及"，并尽量避免孩子出生在与自己同样的"太过"或"不及"的年份。

比如，如果父母双方都是"水不及"之年出生之人，则应避免孩子再出生在"水不及"之年。

　　还可以推论，如果父母双方都不是在同一个五行之年出生，但通过检查，证实其中有一方的某一脏腑有问题，也应避免天气对这一脏腑不利的年份生孩子。

　　根据笔者的弱脏理论，每年的天气特点都会影响到人，使三个脏腑偏弱。但其偏弱的程度不同，我们可以只考虑其中"弱"的程度较大的一个。这一个脏腑就是在"不及"之年与五运同气的脏腑；或是在"太过"之年恰被当时的年运所克之气所属的那个脏腑。列表如下（表6-1）：

表6-1　五运对应弱脏表

五运	弱脏
木太过（逢"2"之年出生）	脾
火太过（逢"8"之年出生）	肺
土太过（逢"4"之年出生）	肾
金太过（逢"0"之年出生）	肝
水太过（逢"6"之年出生）	心
木不及（逢"7"之年出生）	肝
火不及（逢"3"之年出生）	心
土不及（逢"9"之年出生）	脾
金不及（逢"5"之年出生）	肺
水不及（逢"1"之年出生）	肾

因此，

　　如果证实父母在脾胃方面弱，则应避开逢"2"之年和逢"9"之年。

　　如果证实父母在心火方面弱，则应避开逢"3"之年和逢"6"之年。

　　如果证实父母在肝木方面弱，则应避开逢"0"之年和逢"7"之年。

　　如果证实父母在肺金方面弱，则应避开逢"5"之年和逢"8"之年。

　　如果证实父母在肾水方面弱，则应避开逢"1"之年和逢"4"之年。

　　读者可能要问，每一年天气对孩子都有不利的因素，似乎没有一年可以十全十美，到底应该如何选择呢？

　　我们说过，天之道是公平的，它给了你一个不利的年份后，一定会再还给你一个有利的年份。

如在"水不及"之年出生的父母，就可以选择一个使肾水"太过"的年份，借天之力来平衡遗传因素的"不及"。如果夫妻双方在同一年出生，最理想的做父母的年龄应当是在逢"5"之岁（25、35、45 岁），因为这时恰逢"水太过"之年，不仅可以平衡肾水，顺便也借天之力平衡了心火和脾土。当然可能不是百分之百的平衡，但起码是两种不利的因素，相互抵消了一部分。

因此，从优生学的角度来说，借天之力来抵消父母双方或一方的先天性弱脏，是最自然的优生方法，这也是几乎没有成本的优生学方法。父母这样选择自己孩子的出生之年，相当于"上工治未病"。而怀孕后，甚至出生后再设法弥补，就相当于"治已病"。

有些研究还认为，母亲对孩子的健康影响最大。下面我们以母亲为例，来说明在如果不能兼顾父母双方的条件下，如何按照一方的情况来进行选择。读者可以举一反三，根据自己的体质和条件进行推算。

最佳选择是，由将来的母亲选择在自己逢"5"之岁时生产，即在自己25 岁、35 岁、45 岁的时候做母亲。因为此时的天时，与母亲的五脏是恰为互补的关系。这一年可以借天之力，互补孩子的 3 个脏腑。

其次的选择是在逢"2"之岁（22、32、42 岁）和逢"8"之岁（28、38、48 岁）。这一年可以借天之力，互补孩子的两个脏腑。

最后的选择是在逢"1"之岁和逢"9"之岁，可以抵消天气对一个弱脏的不利影响。

仍以"水不及"之年出生之人为例。

天气对"水不及"之年出生之人的影响是肾水"不及"，心火"太过"，脾土"太过"。当逢"5"之岁时，正好是"水太过"之年。运气环境的天气对五脏的影响是肾水"太过"，心火"不及"，脾土"不及"。因此，"水不及"之人在逢"5"之岁要孩子，得天之助，孩子的三个脏腑都得到天助，因天人相应而互补受益。

逢"2"之岁为"火不及"之年。心火"不及"，肺金"太过"，肾水"太过"。当逢"8"之岁时为"土不及"之年。脾土"不及"，肝木"太过"，肾水"太过"。这两年孩子只有两个脏腑，得天时之助而受益。

逢"1"之岁为"木太过"之年。因此，肝木"太过"，脾土"不及"，肺金"不及"。逢"9"之岁为"金太过"之年，肺金"太过"，肝木"不及"，心火"不及"。这两年孩子有一个脏腑得天时之助，因互补而受益。

天之道是公平的。当给了你一个有利的年份后，就会给你一个不利的年份。

既然有 5 年有利，必然就有 5 年不利。

最不利的年份是逢"10"之岁，即 30 岁、40 岁。此年孩子因遗传而偏弱的 3 个脏腑，因当年的运气环境加强其倾向性。

其次的不利年份是逢"3"之岁和逢"7"之岁时，即 23 岁、33 岁、43岁；27 岁、37 岁、47 岁。孩子有两个弱脏加强其倾向性。

最后是逢"4"之岁和逢"6"之岁，有一个弱脏加强其倾向性。让我们来看一个实例。

笔者在度假时，遇到一位黑人，体形偏胖，自述脾气较大，皮肤过敏，容易疲劳。一问之下，是逢"7"之年出生，属"木不及"之人。他的这些症状，都是肝肺较弱的现象。他并告诉笔者，他儿子才 10 岁，但身体已经过胖，并且从小就患有哮喘病。再一问，他太太和他同岁，在 20 岁时生下这个儿子。

这是一个典型的在逢"10"之岁生孩子的例子。他与太太都是逢"7"之年出生，因此都是肝肺脾较弱。他儿子又是在逢"7"之年出生，本身就是肝肺脾较弱，再加上父母遗传因素，肝肺脾更弱。脾主运化，脾弱者易胖；哮喘是呼吸系统的问题，是肺弱的表现。如果这个孩子是在逢"5"之岁出生，情况就会大不相同。这时，天气与遗传，将会互补，从先天上形成一个比较平衡的体质。

神话中讲，龙生九种，各有不同。善龙行云布雨，拯救一方；恶龙也行云布雨，却是危害一方。

我们也可以说，天干十年，各有不同。是益是害，一念之间。或者说，懂了其中的玄机，就可以化害为利，不懂不信的人撞大运，听天由命。

以上的优生学理论可以有许多种应用方法。

另一种应用方法是，同时考虑父母双方的因素（假定父母不同岁）。比如说，选一年是一方逢"5"之岁，同时另一方又能有益于孩子一到两个脏腑的年份。

再如，三个弱脏中可能有主有次，可以选择一个主要的加以考虑。有人可能认为，肾为先天之本更重要些；有人却认为，脾胃为后天之本更重要些。

总之，知道了天人相应的原则，就可以灵活掌握。至于来不及兼顾的弱脏，还可以在孩子出生之后加以调理。这也是下一节的内容。

第四节　优育篇

孩子从生下来到长大独立，这段时间是在父母的养育之下。如何养育，对孩子一生的心身健康关系重大。还是让我们来看看"运气学一小"是如何做的吧。

（下面继续记者的报道）

"运气学一小"有一些与众不同的特点：

第一个特点是师资：全体老师都受过五运六气理论的培训，校长除了有多年的小学教学经验外，更是一位运气学的专家。

第二个特点是这所学校的课程安排，特别注重天时的作用。从课程的时间安排，到教室里布置的颜色，到学生的饭菜，都是根据天时和学生的体质来安排。

校长办公室的墙上挂着一位书法家的八个大字：化不可代，时不可违。看着记者疑问的目光，校长解释说："这八个字出自《黄帝内经》，意思是天地变化的作用，是人力无法替代的，一年四时的规律是不可违反的。"她说，从运气学一小的实践中，我们越来越体会到这八个字的重要性。

第三个特点是，学生的健康水平呈逐年上升状态。从一年级到六年级，一年中学生生病的日子逐年减少。家长也最满意这一点。校长认为，这只是近期效应之一，更重要的是，学生树立了人天相应的健康观念，掌握了天人合一的正确方法，将终生受益无穷。这样的良性循环有益于下一代，有益于中华民族，有益于人类。

记者还进一步了解到，学校紧密与家长合作，把《黄帝内经》的思想贯彻到一天的 24 小时之中。例如，学校尽量提高教学效率，作业基本上在学校里完成。家长也都配合，基本上学生都养成了早睡的习惯。

任何好的习惯要靠学生自觉地去坚持。因此，学校还特别注重使学生明白这样做的道理。运气学一小的课程设置，基本上与其他学校相同。不同的是，在课程里加上了《黄帝内经》的内容。老师教会学生如何测算一个人的体质特点，如何按照天人合一的思想，分析天气对每个人身体有利和不利的时段。

记者走进了一个高年级学生自发组织的研究《黄帝内经》的课外小组。小组长兴奋地告诉记者一个秘密：小组最新的研究成果，是发现社会上流行的每一种保健方法，都应该有"最佳时段"。如果在这一时段里进行，效果就格外明显。比如：敲胆经的最佳时间是清晨，因为胆与肝互为表里，早上是肝气旺的时候。而按摩心包经的最佳时段是中午，因为中午心气旺。

学校调理学生体质的办法，主要是食疗和调理经络。这两点看起来没有什么特别，关键在于学校的原则是因人而异，因时而异。根据天时和每个人的具体情况再来确定食疗和经络调理的原则和方法。

记者还注意到，即使是同一运气年出生的孩子，因其出生月份不同，体质也有差异。因此，即使是同一年级的学生，措施也不完全相同。

社会上对"运气学一小"的反应截然不同。有的非常支持，有的坚决反对。还有几位科学院的院士，联名写信要求取消"运气学一小"，理由是"不科学"。此外，"运气学一小"还有一个竞争对手，两校明里暗里都在较劲儿……

什么是投入最小，而受益最大，又能够适合所有人的保健方法呢？笔者认为，是教育。

现代与古代的重大区别之一，就是教育普及。平均每一个现代人在学校的时间，长达十几年。也就是说，如果我们把一个人一生中需要的健康知识、健康观念，放在这十几年受教育的过程中，实际上每一年所需的时间并不会很多。这是投入小，但其收益却是终生和无可估量的，而且有益于下一代。

现代教育的目的是培养品德、树立正确的观念、传授知识和培养能力。同时，现代人接受教育的这一段时间，正是长身体的时间，也是身体可塑性极强的一段时间。如果说一个人出生时，身体有一些不足之处的话，那么，在这一段时间，是最容易借天之力加以调理的时间。打好了基础，终生受益。

笔者亲身见证了许多家人和身边朋友，他们中的许多人仅仅是因为从小就缺少基本的健康常识，甚至是由于无知而造成许多无可弥补的疾病。因此，深感在校的这段时间，应该是一个孩子、一个年轻人培养正确的健康观，接受广泛的健康知识，养成良好的健康习惯的最佳时期。

目前的现状如何呢？

笔者了解到，无论在中国，还是在美国，这方面的教育基本上还是一片空白。学校的教育中，即使有一些与健康有关的知识，也只是零零碎碎的生理卫生等概念，根本没有系统性的课程。这显然是现代教育的不足之处。

也许，教育部门认为培养健康观，普及健康知识是医疗卫生部门的责任。可是，医疗卫生部门却认为，自己的责任是看病，并且医疗卫生部门也没有这样的教学条件。于是，健康教育就成了两不管的空白地带。如此一个投入小，收益巨大的领域就这样被现代社会轻易地忽略了。与此同时，现代社会大量投资在治病上（研究新设备、新药，培养医生等）。同样的资源，投在教育上的收益，与投在治病上的收益，孰大孰小，不言而喻。

从保持健康的角度看，现代社会可以分为这样四类利益阶层：消费者，医药界，保险界和政府。各自都有不同的利益。

消费者要求保持健康，并尽量使用较少的健康开支；医药界要发展；保险界要赢利；政府需要经济发展。因此，要兼顾前三者的利益，政府是前三者的裁判员。

消费者在身体健康的情况下，一般很少去看医生或吃药。可见，只有在不健康的情况下，医生才知道消费者的情况。而在由健康逐步转向不健康的过程中，医生一无所知，更谈不上有针对性地给予及时的帮助。在这一过程中，消费者是自己的保健医生，并根据自己的健康观念和健康知识，来维护自己的健康。

假定通过学校长达10年的系统的健康教育，每一个消费者都具备了正确的健康观，例如《黄帝内经》教给我们的"天人合一"与"治未病"的观念，并具备足够的健康知识，例如通过食疗和调理经络来预防和治未病。那么，从整个社会来看，人类就会更健康。社会花在医疗方面的投入就会大大减少。而这些资源完全可以用于提高消费者的生活水平，这样就会更符合社会的长远利益。

综上所述，现代教育完全可以成为维护人类健康的有力工具，并且投入小，收益大。从经济学角度看，这就是最佳的投资。

纵观世界各国，尚未有哪个国家认识到这一潜力极大的领域。可以这样预言，谁先认识，谁先开发，谁先受益。

这样好的办法，为什么《黄帝内经》上没有记载呢？请读者自己回答。

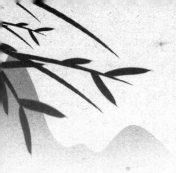

第七章
进入更高的综合分析层次

虽然上一章我们提出的是优生理论，直接讨论的是未出生的婴儿，但其理论同样适用于我们每一个人。也就是说，我们每个人都有父母遗传因素的影响，有些是正面积极的，有些是负面消极的，我们无从选择。因此，在考虑自己的养生和健康问题，应该把这一遗传因素考虑进去。

第一节 "天人加临"中"人部"的大综合分析

在第四章中，我们分别讨论了一个人的五脏与体质。五脏、体质、遗传这三个因素有没有可能统一起来考虑呢？下面，我们来讨论这个问题。

首先，我们需要定一个统一的指标，来衡量五脏与体质，然后再用同样的指标加入遗传因素。

在"天人加临"的数理模型中，我们假定一个人正常的脏腑为"50"；"太过"的脏腑为"60"；"不及"的脏腑为"40"；再把当年的天气因素（运气学因素）也转化为类似的指标，这样就可以进行"天人加临"，计算出对每一脏腑有利或不利的时段，从而或者借天之助增强体质，或者提前预防，避免疾病的发生。

下面我们要扩展这一数理模型，加入体质和遗传的因素。

第一，先考虑体质的因素。

一个人的体质，从大的方面来分析，可以归纳为偏阴虚、偏阳虚和中性体质等三种类型。再进一步细分，还可以归纳为偏热、偏寒、偏燥、偏风、偏湿等不同的类型。这样，就分别与五脏挂上了钩。

因此，我们可以把体质的偏向性归入五脏的偏向性之中，形成一个统一的指标。

在前面对五脏偏向性的分析中，我们使用的是五运的理论。年运在运气学五因素之中，其作用力最大。依据《黄帝内经》的分析和李阳波的理论，笔者提出"弱脏理论"，把人群统一区分为 10 种类型，并根据其出生之年的年运的不同，来推算和查出其弱脏的情况。

在体质分析中，我们使用的是运气学五因素，其中年运属五运，其余四个因素属于五运六气之中"六气"的范围。

现在，我们要把五脏分析与体质分析合并起来，就需要消除重复的部分。这一重复部分就是体质分析中的年运。也就是说，我们要从表 4-4 中删除年运，然后把运气学四因素（六气的因素）所代表的五脏情况，归并到由年运（五运的因素）所决定的五脏分析方法之中去。也就是把表 4-4 中从 1945 ~ 2004 年一个甲子 60 年的资料重新分析，再归纳到"天人加临"的数理模型中去。

由于六气每 6 年循环一次，每年用一个表来说明，我们需要 6 个表（表 7-1、7-2、7-3、7-4、7-5、7-6）。

所有年份的资料都可以从这 6 个表中查出。

由于删去了年运的因素，因此我们就只考虑六气的因素。即司天、在泉，每一步的主气、客气等 4 个六气的因素。

在这 4 个因素中，我们假定，如果同一因素重复两次以上，则构成对五脏的影响。如果同一因素重复两次，其影响力为 5；如果同一因素重复 3 次，则其影响力为 10。

表 7-1　1945 年四因素影响力

初之气（1/20 ~ 3/20）

28　115　410/126：不变

说明：没有同一因素重复两次以上，因此不变

二之气（3/21 ~ 5/20）

28　115　115/17：三火：心指标增加 10 分

说明：4 个因素之中有 3 个火，因此，心指标增加 10

三之气（5/21 ~ 7/22）

28　115　17/28：二火二金：心指标增加 5 分，肺指标增加 5 分

说明：4 个因素中有 2 个火，因此，心指标增加 5 分；同时，有 2 个金，肺指标增加 5 分

四之气（7/23 ~ 9/22）

28 115 126/39：不变

说明：没有同一因素重复两次以上，因此不变

五之气（9/23 ~ 11/21）

28 115 28/410：二金：肺指标增加 5 分

说明：4 个因素中有 2 个金，肺指标增加 5 分

六之气（11/22 ~ 1/19/1946）

28 115 39/115：二火：心指标增加 5 分

说明：4 个因素中有 2 个火，心指标增加 5 分

（注：以下 5 个表情况相同，因此不再附"说明"）

表 7-2　1946 年四因素影响力

初之气（1/20 ~ 3/20）

39 126 410/17：不变

二之气（3/21 ~ 5/21）

39 126 115/28：不变

三之气（5/22 ~ 7/22）

39 126 17/39：二水：肾指标增加 5 分

四之气（7/23 ~ 9/22）

39 126 126/410：双土：脾指标增加 5 分

五之气（9/23 ~ 11/22）

39 126 28/115：不变

六之气（11/23 ~ 1/20/1947）

39 126 39/126：二水双土：肾指标增加 5 分，脾指标增加 5 分

表 7–3　1947 年四因素影响力

初之气（1/21 ~ 3/20）

410 17 410/28：二木：肝指标增加 5 分

二之气（3/21 ~ 5/21）

410 17 115/39：二火：心指标增加 5 分

三之气（5/22 ~ 7/23）

410 17 17/410：二木二火：心指标增加 5 分，肝指标增加 5 分

四之气（7/24 ~ 9/23）

410 17 126/115：二火：心指标增加 5 分

五之气（9/24 ~ 11/22）

410 17 28/126：不变

六之气（11/23 ~ 1/20/1948）

410 17 39/17：二火：心指标增加 5 分

表 7–4　1948 年四因素影响力

初之气（1/21 ~ 3/20）

115 28 410/39：不变

二之气（3/21 ~ 5/20）

115 28 115/410：二火：心指标增加 5 分

三之气（5/21 ~ 7/22）

115 28 17/115：三火：心指标增加 10 分

四之气（7/23 ~ 9/22）

115 28 126/126：双土：脾指标增加 5 分

五之气（9/23 ~ 11/21）

115 28 28/17：二火双金：心指标增加 5 分，肺指标增加 5 分

六之气（11/22 ~ 1/19/1949）

115 28 39/28：双金：肺指标增加 5 分

表 7–5　1949 年四因素影响力

初之气（1/20 ~ 3/20）

126 39 410/410：双木：肝指标增加 5 分

二之气（3/21 ~ 5/20）

126 39 115/115：二火：心指标增加 5 分

三之气（5/21 ~ 7/22）

126 39 17/126：二土：脾指标增加 5 分

四之气（7/23 ~ 9/22）

126 39 126/17：二土：脾指标增加 5 分

五之气（9/23 ~ 11/21）

126 39 28/28：双金：肺指标增加 5 分

六之气（11/22 ~ 1/19/1950）

126 39 39/39：三水：肾指标增加 10 分

表 7–6　1950 年四因素影响力

初之气（1/20 ~ 3/20）

17 410 410/115：二火双木：心指标增加 5 分，肝指标增加 5 分

二之气（3/21 ~ 5/20）

17 410 115/126：二火：心指标增加 5 分

三之气（5/21 ~ 7/22）

17 410 17/17：三火：心指标增加 10 分

四之气（7/23 ~ 9/22）

17 410 126/28：不变

五之气（9/23 ~ 11/22）

17 410 28/39：不变

六之气（11/23 ~ 1/20/1951）

17 410 39/410：双木：肝指标增加 5 分

下表（表 7-7）列出 1945 ～ 2004 年一个甲子 60 年每一年应查的是哪个表。

不在 1945 ～ 2004 年的，也可以查出，方法是：1945 年以前之年，以所需查的年份加上 60 年。例如，欲查 1910 年可看 1970 年。2004 年以后之年，以所需查的年份减去 60 年。例如，欲查 2005 年可看 1945 年。需要说明的是，由于运气历上各年可能有一天的差异（例如初之气可能开始于 1/19，也可能开始于 1/20），读者如果有疑问，应以这一年日历为准。

表 7-7 年代查对表

1945 年，请查表 7-1	1946 年，请查表 7-2
1947 年，请查表 7-3	1948 年，请查表 7-4
1949 年，请查表 7-5	1950 年，请查表 7-6
1951 年，请查表 7-1	1952 年，请查表 7-2
1953 年，请查表 7-3	1954 年，请查表 7-4
1955 年，请查表 7-5	1956 年，请查表 7-6
1957 年，请查表 7-1	1958 年，请查表 7-2
1959 年，请查表 7-3	1960 年，请查表 7-4
1961 年，请查表 7-5	1962 年，请查表 7-6
1963 年，请查表 7-1	1964 年，请查表 7-2
1965 年，请查表 7-3	1966 年，请查表 7-4
1967 年，请查表 7-5	1968 年，请查表 7-6
1969 年，请查表 7-1	1970 年，请查表 7-2
1971 年，请查表 7-3	1972 年，请查表 7-4
1973 年，请查表 7-5	1974 年，请查表 7-6
1975 年，请查表 7-1	1976 年，请查表 7-2
1977 年，请查表 7-3	1978 年，请查表 7-4
1979 年，请查表 7-5	1980 年，请查表 7-6
1981 年，请查表 7-1	1982 年，请查表 7-2
1983 年，请查表 7-3	1984 年，请查表 7-4

1985 年，请查表 7-5	1986 年，请查表 7-6
1987 年，请查表 7-1	1988 年，请查表 7-2
1989 年，请查表 7-3	1990 年，请查表 7-4
1991 年，请查表 7-5	1992 年，请查表 7-6
1993 年，请查表 7-1	1994 年，请查表 7-2
1995 年，请查表 7-3	1996 年，请查表 7-4
1997 年，请查表 7-5	1998 年，请查表 7-6
1999 年，请查表 7-1	2000 年，请查表 7-2
2001 年，请查表 7-3	2002 年，请查表 7-4
2003 年，请查表 7-5	2004 年，请查表 7-6

第二，让我们来考虑遗传因素。之后再将五脏、体质、遗传这 3 个因素统一起来考虑。

我们讨论过，木、火、土、金、水五运，因各自有"太过"和"不及"，因此每 10 年循环一次。在这 10 年之中，有 5 年的天气会对你健康有利，另外的 5 年则对你健康不利。

对你健康有利的 5 年是：当你自己处在逢 1 之岁（1、11、21、31岁……），逢 2 之岁，逢 5 之岁，逢 8 之岁和逢 9 之岁。其中最有利的是你逢 5 之岁那一年。

对你不利的 5 年是：当你自己处在逢 3 之岁（3、13、23、33 岁……），逢 4 之岁，逢 6 之岁，逢 7 之岁和逢 10 之岁。其中最不利的是在你逢 10 之岁那一年。

把这一理论用于优生学，就是一位未来母亲在自己逢 5 之岁（25、35、45 岁）生孩子，对孩子的健康最有利；而逢 10 之岁（20、30、40 岁）则最不利。现在，我们再把这一理论应用于我们自身，那就是，如果你母亲是在逢 5 之岁生下了你，则对你的健康最有利，而如果你母亲在她的逢 10 之岁生下你，则对你的健康最为不利。

在这里，只用母亲来代表父母双亲。这是因为在许多情况下，父母不是同岁，而一般认为，母亲对孩子的健康影响相对较大的缘故。

那么，如何把这一遗传影响计入数理模型呢？

假定你的母亲出生在"木太过"之年，而你出生在"木不及"之年，相隔 5 年。我们来分析一下：

母亲出生于"木太过"之年，肝木太过（60），而肺和脾都是不及（40）。换句话说，天气的影响是：肝 10，肺和脾 −10。我们假定，天气的这一影响，有一半通过遗传影响到你，即肝 5，肺和脾 −5。

你是在"木不及"之年降生，你本应肝 40，脾和肺 60，但因遗传影响，肝为 45（增加了 5 分），肺和脾都是 55（减少了 5 分），分别趋向于正常值（50）。因此我们说，遗传因素与天气因素自然构成了互补的关系。这是另一种的得天之助。

可见，如果你是在母亲逢 5 之岁时出生，则天气的不利影响较小，使你与生俱来具备与天气互补的有利条件。或者说，通过遗传，使天气的"太过"和"不及"的影响都只有原来的一半。

又如：在逢"0"之年出生的"金太过"之人，如果不考虑母亲遗传因素的话，则肺为 60，肝和心各为 40；现在，加入了母亲对你有利的，逢"5"之岁的遗传因素，则肺为 55，肝和心各为 45。肺"太过"的程度减少了一半，肝和心"不及"的因素也减少了一半。这是因为"逢 5 之岁"，你母亲是"金不及"之人的缘故。天气和遗传互补，使你 3 个脏腑都得到改善。

同理，如果你是在母亲逢 10 之岁出生，则遗传因素加重了天气的不利因素的影响。例如，在逢"1"之年出生的"水不及"之人，本来是肾不及（40），脾太过（60）和心太过（60），现在，因为逢 10 之岁的遗传影响，肾则为 35，脾、心为 65。

综上所述，凡是在母亲逢 5 之岁出生之人，就得天之助，将 3 个弱脏中天气的影响减少了 5 分。凡是在母亲逢 10 之年出生之人，也会与天相应，在 3 个弱脏天气影响之下，再加上 5 分。

对于不是在母亲逢 5、逢 10 之岁出生的人，我们需要列表推算。在五脏强弱分析中，我们根据每个人出生的年运，将人们分为 10 类。下面，我们就按照这 10 类人分别进行推算。对于在母亲逢 5、逢 10 之岁出生的人，相信读者已经能够自行推算，在表中不再列出。

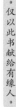

第一类人：逢"0"之年出生，属于"金太过"之人。

这类人因年运为"金太过"，肺属金，所以肺气太盛，造成肺太过（60）；本来肝应当是50的正常值，但因为五行中金克木，而肝属木，所以，肝受到影响，造成肝不及（40）；本来心火克肺金，但因为肺金太过，金反侮火，因此，心也受到影响，造成心不及（40）；其余两脏肾、脾为50的正常值。这是不考虑遗传因素的指标。表7-8是考虑遗传因素之后的指标。

表7-8 "金太过"之人五脏指标

	肝	心	脾	肺	肾
母逢"1"之年出生（水不及）	40	45	55	60	45
母逢"2"之年出生（木太过）	45	40	45	55	50
母逢"3"之年出生（火不及）	40	35	50	65	55
母逢"4"之年出生（土太过）	35	40	55	60	45
母逢"6"之年出生（水太过）	40	35	45	60	55
母逢"7"之年出生（木不及）	35	40	55	65	50
母逢"8"之年出生（火太过）	40	45	50	55	45
母逢"9"之年出生（土不及）	45	40	45	60	55

举例：如果母亲出生于逢"1"之年（如1921，1931……），即"水不及"之年，则对母亲自己五脏的影响为：

肾不及（40）

心太过（60）

脾太过（60）

也就是说，这三个脏腑偏离正常值10分。

我们假定，这一偏离有一半是通过遗传，加临到了孩子身上。也就是说，"金太过"之人，如果其母亲出生于"水不及之年"，其遗传影响则为肾-5，心5；脾5，这样，此类人肝指标仍为40；心指标本来为40，加上遗传5分，为45分；脾指标本来为50，加上遗传5，为55分；肺指标仍为60；肾指标本来为50，加上遗传-5，为45。

以下各表请读者以此类推。

第二类人：逢"1"之年出生之人，属于"水不及"之人。

这类人因年运"水不及"而造成肾不及（40），心太过（60），脾太过（60），其余肝、肺为正常值50。这是不考虑遗传因素的指标。表7-9是考虑遗传因素之后的指标。

表7-9 "水不及"之人五脏指标

	肝	心	脾	肺	肾
母逢"2"之年出生（木太过）	55	60	55	45	40
母逢"3"之年出生（火不及）	50	55	60	55	45
母逢"4"之年出生（土太过）	45	60	65	50	35
母逢"5"之年出生（金不及）	55	65	60	45	40
母逢"7"之年出生（木不及）	45	60	65	55	40
母逢"8"之年出生（火太过）	50	65	60	45	35
母逢"9"之年出生（土不及）	55	60	55	50	45
母逢"0"之年出生（金太过）	45	55	60	55	40

第三类人：逢"2"之年出生，属"木太过"之人。

这一类人因年运"木太过"，肝属木，因而肝太过（60）；又因五行中木克土，造成脾土不及（40）；又由于木太过之年特点是木气太过，木反侮金，而因造成肺不及（40）；其余两脏心、肾为正常值50。这是不考虑遗传因素的指标。表7-10是考虑遗传因素之后的指标。

表7-10 "木太过"之人五脏指标

	肝	心	脾	肺	肾
母逢"3"之年出生（火不及）	60	45	40	45	55
母逢"4"之年出生（土太过）	55	50	45	40	45
母逢"5"之年出生（金不及）	65	55	40	35	50
母逢"6"之年出生（水太过）	60	45	35	40	55
母逢"8"之年出生（火太过）	60	55	40	35	45
母逢"9"之年出生（土不及）	65	50	35	40	55
母逢"0"之年出生（金太过）	55	45	40	45	50
母逢"1"之年出生（水不及）	60	55	45	40	45

第四类人："火不及"出生之人，（逢"3"之年出生）。

表 7-11 "火不及"之人五脏指标

	肝	心	脾	肺	肾
母逢"4"之年出生（土太过）	45	40	55	60	55
母逢"5"之年出生（金不及）	55	45	50	55	60
母逢"6"之年出生（水太过）	50	35	45	60	65
母逢"7"之年出生（木不及）	45	40	55	65	60
母逢"9"之年出生（土不及）	55	40	45	60	65
母逢"0"之年出生（金太过）	45	35	50	65	60
母逢"1"之年出生（水不及）	50	45	55	60	55
母逢"2"之年出生（木太过）	55	40	45	55	60

第五类人："土太过"出生之人，（逢"4"之年出生）。

表 7-12 "土太过"之人五脏指标

	肝	心	脾	肺	肾
母逢"5"之年出生（金不及）	45	55	60	45	40
母逢"6"之年出生（水太过）	40	45	55	50	45
母逢"7"之年出生（木不及）	35	50	65	55	40
母逢"8"之年出生（火太过）	40	55	60	45	35
母逢"0"之年出生（金太过）	35	45	60	55	40
母逢"1"之年出生（水不及）	40	55	65	50	35
母逢"2"之年出生（木太过）	45	50	55	45	40
母逢"3"之年出生（火不及）	40	45	60	55	45

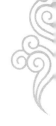

第六类人："金不及"出生之人，（逢"5"之年出生）。

表 7–13 "金不及"之人五脏指标

	肝	心	脾	肺	肾
母逢"6"之年出生（水太过）	60	55	45	40	55
母逢"7"之年出生（木不及）	55	60	55	45	50
母逢"8"之年出生（火太过）	60	65	50	35	45
母逢"9"之年出生（土不及）	65	60	45	40	55
母逢"1"之年出生（水不及）	60	65	55	40	45
母逢"2"之年出生（木太过）	65	60	45	35	50
母逢"3"之年出生（火不及）	60	55	50	45	55
母逢"4"之年出生（土太过）	55	60	55	40	45

第七类人："水太过"出生之人，（逢"6"之年出生）。

表 7–14 "水太过"之人五脏指标

	肝	心	脾	肺	肾
母逢"7"之年出生（木不及）	45	40	45	55	60
母逢"8"之年出生（火太过）	50	45	40	45	55
母逢"9"之年出生（土不及）	55	40	35	50	65
母逢"0"之年出生（金太过）	45	35	40	55	60
母逢"2"之年出生（木太过）	55	40	35	45	60
母逢"3"之年出生（火不及）	50	35	40	55	65
母逢"4"之年出生（土太过）	45	40	45	50	55
母逢"5"之年出生（金不及）	55	45	40	45	60

第八类人："木不及"出生之人，（逢"7"之年出生）。

表 7-15 "木不及"之人五脏指标

	肝	心	脾	肺	肾
母逢"8"之年出生（火太过）	40	55	60	55	45
母逢"9"之年出生（土不及）	45	50	55	60	55
母逢"0"之年出生（金太过）	35	45	60	65	50
母逢"1"之年出生（水不及）	40	55	65	60	45
母逢"3"之年出生（火不及）	40	45	60	65	55
母逢"4"之年出生（土太过）	35	50	65	60	45
母逢"5"之年出生（金不及）	45	55	60	55	50
母逢"6"之年出生（水太过）	40	45	55	60	55

第九类人："火太过"出生之人，（逢"8"之年出生）。

表 7-16 "火太过"之人五脏指标

	肝	心	脾	肺	肾
母逢"9"之年出生（土不及）	55	60	45	40	45
母逢"0"之年出生（金太过）	45	55	50	45	40
母逢"1"之年出生（水不及）	50	65	55	40	35
母逢"2"之年出生（木太过）	55	60	45	35	40
母逢"4"之年出生（土太过）	45	60	55	40	35
母逢"5"之年出生（金不及）	55	65	50	35	40
母逢"6"之年出生（水太过）	50	55	45	40	45
母逢"7"之年出生（木不及）	45	60	55	45	40

第十类人："土不及"出生之人，（逢"9"之年出生）。

表 7-17 "土不及"之人五脏指标

	肝	心	脾	肺	肾
母逢"0"之年出生（金太过）	55	45	40	55	60
母逢"1"之年出生（水不及）	60	55	45	50	55
母逢"2"之年出生（木太过）	65	50	35	45	60
母逢"3"之年出生（火不及）	60	45	40	55	65
母逢"5"之年出生（金不及）	65	55	40	45	60
母逢"6"之年出生（水太过）	60	45	35	50	65
母逢"7"之年出生（木不及）	55	50	45	55	60
母逢"8"之年出生（火太过）	60	55	40	45	55

下面，我们来分析一个实例：

本书的策划编辑刘观涛，请笔者为其出版界的好友马松先生做健康预测。下面以马松为例，综合考虑五脏、体质、遗传这3个因素。马松的生日是 6/10/1963。母亲出生于 1935 年，是"金不及"之年。

我们知道，在逢"3"之年出生的为"火不及"之人，如果不考虑母亲遗传因素的话，则心为40，肺和肾为60，其余两脏为50（表7-18）。

表 7-18 不考虑母亲遗传因素的马松五脏分析

肝	心	脾	肺	肾
50	40	50	60	60

马松是逢"3"之年出生的"火不及"之人，因此先查表7-11，得知：

	肝	心	脾	肺	肾
母逢"5"之年出生（金不及）	55	45	50	55	60

说明：马松的母亲为"金不及"之人，五脏特点为：肺40，肝心60，脾肾50。即天气影响为：肺 −10，肝、心 10。假定天气影响有一半通过遗

传，影响到马松，即肺 –5，肝心 5，则有下表（表 7–19）：

表 7–19　考虑母亲遗传因素的马松五脏分析

肝	心	脾	肺	肾
55	45	50	55	60

马松的 3 个弱脏中，有两个由于遗传得到了改善：心本来是"火不及"之人最弱的一环，现在由 40 上升到 45，趋于平衡；肺指标由 60 下降到 55。唯一美中不足的是，肝指标由 50 上升为 55。总的来说，马松的五脏由于遗传而得到了较多的改善。

以上是马松的五脏和遗传因素综合分析，现在我们再加入体质因素。从表 7–7 中查出，1963 年出生的人，其体质因素应查看表 7–1。马松出生于 1963 年 6 月 10 日，属于三之气。表 7–1 对于三之气是这样说明的：

三之气（5/21 ～ 7/22）

28 115 17/28：二火二金：心指标增加 5 分，肺指标增加 5 分

说明：4 个因素中有 2 个火，因此，心指标增加 5 分；同时，有 2 个金，肺指标增加 5 分（表 7–20）。

表 7–20　马松大综合分析结果

肝	心	脾	肺	肾
55	50	50	60	60

六气因素对马松有利有弊。有利的是，马松的心指标完全正常了（50）；不利的是，肺指标又回到了 60。也就是说，六气因素抵消了遗传因素的有利影响。

综合来看，心火本来是马松最弱的一环，但现在心指标完全正常，这是可喜之事。马松这一生中，应主要预防肺和肾"太过"。

以上是五脏、体质、遗传三部曲。我们可以把这一分析方法称之为"天人加临"中关于"人部"的大综合分析。

大综合理论更为复杂，也许曲高和寡，但应当更接近于事实。综上所述，大综合的方法是：

1.根据出生年列出五脏分析。

2.根据母亲出生年列出五脏和遗传综合分析（表7-8 ～ 7-17）。

3.从表7-7中查出你体质资料在哪个表中（表7-1 ～ 7-6），再到这一表中查出六气的影响，把它加到第二步的结果中。

大综合的方法是比较麻烦，但每个人一生中只需要计算一次。

前面我们讲到了所有人群不外乎 10 种类型，这是相对简单的分类方法。只要记住了五行和四季，就可以自行推算每个人的五脏强弱。到了现在五脏与体质的综合分析，就出现了更为精确的 36 种类型了。为什么是 36 种呢？

计算方法如下：六气四因素每 6 年循环一次；一年 12 个月分为 6 步，因此每一步为 2 个月。这样，6（年）×6=36（类型）。

因此，这 36 种类型见表 7-1 ～ 7-6。每个人都可以从这 6 个已经推算出结果的表中，分别查出自己的情况。

五脏与遗传综合分析，则出现了 100 类情况（10 类人乘以每类的 10 种可能），见表 7-8 ～ 7-17。

这些都已超出了一般人的记忆范围，看来，大综合分析方法最适于计算机来做。只要写好一个软件，在输入个人和父母的生日后，计算机马上就可以算出大综合的结果，并且还可以进行更多更复杂的运算。

可以说，五运六气将来的前景应当是，一般人只需要了解一般性的理论根据和结果，具体的推算可以由计算机来完成，并将"天人加临"的预测结果定期送到你的电子邮件或手机中。

第二节　新一轮的"天人加临"

完成了五脏、体质、遗传的大综合分析之后，我们离最终结果只有一步之遥了。这最后一步，就是将这里的"人"的推演与第四章"天"的推演，进行"天人加临"。这一次的"天人加临"，与第四章相比，进入了更综合的层次。

在第四章中，我们依据《黄帝内经》对于丁亥年的论述，推演了2007年运气学五因素作用力（表4-5），现抄录如下：

表 7-21　2007 年运气学五因素作用力

	肝木	心火	脾土	肺金	肾水
初之气（1/20 ～ 3/19）	10	5	-15	0	0
二之气（3/20 ～ 5/20）	10	5	-10	-10	5
三之气（5/2 ～ 7/22）	15	10	-15	-10	0
四之气（7/23 ～ 9/22）	10	10	-5	-10	-5
五之气（9/23 ～ 11/20）	5	5	-5	0	-5
六之气（11/21 ～ 1/19）	10	5	-10	-10	5

我们回顾一下，"天人加临"的方法是：

1. 算出一年六步中每一步的运气学五因素作用力。

2. 运气学五因素作用力加上 50，成为天气因素值。

3. 将"人"的五脏数值分别加到每一步中。

下面我们仍以马松为例。表 7-20 列出了马松的大综合分析值，我们按照上述步骤，推演出马松 2007 年"天人加临"表（表 7-22）。

表 7-22　马松 2007 年"天人加临"表

	肝木	心火	脾土	肺金	肾水
初之气（1/20 ～ 3/19）	115	105	85	110	110
二之气（3/20 ～ 5/20）	115	105	90	100	115
三之气（5/2 ～ 7/22）	120	110	85	100	110
四之气（7/23 ～ 9/22）	115	110	95	100	105
五之气（9/23 ～ 11/20）	110	105	95	110	105
六之气（11/21 ～ 1/19）	115	105	90	100	115

首先，过去我们使用 80 ～ 120 作为正常值的范围，现在加入了体质和遗传的因素，原来的范围已经不适用了，应该扩大为 75 ～ 125。这一点请读者注意。

下面我们来以马松为例分析一下。

总的说来，马松全年的健康值都在 80 ～ 120，除了三之气的肝指标是 120 之外，其余指标都在 85 ～ 115，因此健康风险不大。

在五脏中，按健康风险大小排列，肝应该是预防重点，尤其是三之气（5/21 ～ 7/22）。马松本身的肝指标并不是很高（55），但 2007 年为木年，上半年厥阴风木司天，木气较盛，肝属木，因此仍需注意预防。预防的方法很多，从情志方面应该尽量少生气，不生气，否则"怒伤肝"；从生活起居方面应早睡觉，这样血才能归肝，有利于造血；从饮食方面说，应少喝酒，减轻肝脏负担。

第二位的是肾，预防的重点时段为二之气和六之气。马松出生于"火不及"之年，火不及则肾水太过，因此一生中都要注重肾水的预防。

2007 年天气对马松最有利的是对他肺金有利。马松本来肺金"太过"（60），但 2007 年天气特点是金气中等或偏弱，两者恰成互补关系。马松应借天之力，趁机调整自己的肺与大肠，为明年预做准备。明年 2008 年是"火太过"之年，全年火气均盛，火克金，对肺金不利。

一个人的身体，好比有一层天生的保护伞。这层保护伞如果比较厚的话，那么即使天气对你不利，你也可以安然无恙。因此马松今年应尽量加厚自己的保护伞，以对抗明年的不利天气。

以上是一个完整的"天人加临"的案例。

"天人加临"方法不仅可以用于预防的预测，而且可以用于找出借天之助的时段。其方法是，比较综合"人部"的结果和"天部"的结果，凡是两者互补的时段，就是最佳借天之助的时段。例如，从表 7-24 中可以看出，2007 年全年木气太盛而土气不足，如果某人平素肝木偏弱，或者脾土偏盛，则 2007 年应为此人加强调理的好机会。

我们还说过，"天人加临"是预测乙法，根据李阳波的理论，我们还有一个预测甲法。

第四章中表 4-19 就是运用预测甲法，对 2007 年天气的预测，现抄录如下（表 7-23）：

表 7-23　2007 年甲法预测法

	初气	二气	三气	四气	五气	六气
肝	4	2	3	2	3	2
心	1	3	2	2	1	3
脾	3	2	3	3	3	2
肺	2	2	2	2	2	2
肾	0	1	0	1	1	1

以上大综合的结果不能与预测甲法结果直接相加，但是可以有一个变通的办法，即先通过大综合，找出最弱的脏腑，再查看在 2007 年哪些时段这一脏腑最容易出问题，从而加强预防。

还以马松为例。马松的五脏中，偏弱的是肝、肺、肾。从表 7-23 中查出，2007 年天气对肝比较不利的是初之气，三之气，五之气；天气对肺、肾的影响全年均较小。因此，从预测甲法来看，马松的预防重点应为肝木，时段为初之气，三之气，五之气。

第三节　创立第五诊法

上面我们讲过，古今中外一切医学体系都可以用两个字来概括：一曰诊，二曰治。

几千年来，中医的诊法一直是望、闻、问、切四大诊法。这四大诊法就出自于《黄帝内经》。

《黄帝内经》不仅在方法上奠定了望、闻、问、切四诊的基础，而且在理论上就四诊详加论述，并首先提出"诊法"范畴，确立了望、闻、问、切四诊合参的综合诊断原则。

一、望诊

《黄帝内经》关于望诊的论述非常丰富，而且有精辟的理论总结，其主要内容包括察色和视形两大部分，即通过观察面部或其他部位色泽变化，来推断五脏疾病及其预后，通过望身形姿态，来推测五脏的强弱和疾病的轻重。《黄帝内经》望色的范围十分广泛，其观察包括颜面、眼睛、络脉、二便直至头发、爪甲、牙齿等，周身体表无所不至。

二、闻诊

闻诊包括听声和嗅味两部分内容。《黄帝内经》在阴阳五行学说的指导下，创立了五脏与五声、五音相应的闻诊基本理论，指出不同脏腑的疾病可闻及不同的病理声音，并对临床运用闻诊的方法、原则都有较具体的论述。

三、问诊

《黄帝内经》有关问诊的论述十分丰富，奠定了问诊的基础，指出问诊的态度要专注耐心；问诊的方法要尽可能排除干扰，保持安静；问诊时要反复仔细，并尊重患者的感情；并指出问诊的重点内容是"问其始"，即询问发病原因和起病经过，要仔细了解患者生活环境、情志意识、饮食起居及毒物伤害等致病因素。告诫医生不重视问诊会造成诊治失误，批评不问病情便草率诊病的不良医疗作风。

四、切诊

《黄帝内经》是现存最早、保存脉学内容最丰富的古代医学经典。有关脉学理论及诊脉方法的专论，就有《玉版论要》《脉要精微论》《平人气象论》《玉机真脏论》《三部九候论》等多篇，内容涉及诊脉方法、时间、部位及脉学的生理、病理变化等许多方面。

时代在发展，时代也在召唤着中医的发展。在不久的将来，随着五运六气学说的发扬光大，中医完全有可能由"四诊法"发展成为"五诊法"。

这新增加的一诊，笔者暂时称之为"推"，即"以象推诊"。

把四大诊法扩大为望、闻、问、切、推五大诊法，这并不是笔者的杜撰，而是取自于《黄帝内经》中的"天地阴阳者，不以数推以象"之意。即根据《黄帝内经》中的五运六气学说，从每个人的生日以及遗传，来推演个人五脏的强弱、体质等健康情况。本书中"天人加临"理论及其数理模型，就是创立推诊法的尝试。

我们可以设想，推诊法包括三大部分的内容。

第一部分，是推演出个人身体素质情况。即此人一生中身体素质特点的推论。具体来说，可以包括个人与生俱来的五脏强弱顺序，以及体质特点等的分析。

五脏分析的目的，是推演出个人各个脏腑的"太过"和"不及"情况。既包括定性分析，比如，某一脏腑属于"太过"还是属于"不及"；也包括定量分析，比如，如果属于"太过"，其"太过"的程度有多少？是略有"太过"，或是严重"太过"。

体质分析主要从阴阳平衡的角度，推演出个人体质的三种情况：偏阴虚，偏阳虚，或是中性，以及其偏向性的程度（轻微、中等、严重）。

推诊法的第二大部分是：

对某一时段（如一年或两个月）天气对人体健康影响的推论。这一部分可以是从五运推演；也可以从运气学五因素推演；还可以单独从司天、在泉的影响来推演。在时段上，还可以从一旬推，甚至可以从一日之中推演。

推诊法的第三大部分是：

进行"天人加临"。即把前两大部分的内容进行综合，找出这一时段天气对具体某个人的综合影响。这里，一方面考虑个人素质的特点，另一方面考虑这一时段天气因素影响的特点。

进行"天人加临"之后，我们就可以做出个人健康预测，也可以对此人进行诊断，分析其健康上可能出现的问题，从而找出对策。

推诊法可以单独运用，也可以与传统四诊法综合应用。在为患者诊病时，最好是五法并用，再由中医师做出最终判断。

就像中医中有"舍症从脉"或"舍脉从症"一样，中医师在综合判断时，有可能舍推诊法而从其他诊法，也有可能以推诊法为主要的，甚至是唯一的判别方法。

总之，推诊法的出现，将进一步丰富中医的诊法手段，并可以将计算机引入诊断过程。如果将推诊法与计算机测穴方法并用，并将其结果与大型数据库相连，将开辟中医现代化的新领域。这一方面的前景十分广阔。推诊法将来最广阔的应用领域，首先是"治未病"。即在推演个人和天气的基础上，把"天人加临"的结果，以各种形式通知本人，再由本人及时进行预防，或者借天之助保持健康。到那时，个人将成为养生保健的主体，每个人都不同程度地做到了"我命由我不由天"，最大限度地掌握了自己健康的命运。而医生的职责，将主要是指导每个人实现这一"治未病"的过程，就像如今的运动冠军背后的教练员的职责一样。这将是人类健康史上的一个新的里程碑。

需要特别指出的是，传统中医的望、闻、问、切四大诊法来源于《黄帝内经》。而第五诊法也同样是来自于《黄帝内经》，其渊源是《黄帝内经》的五运六气学说。可以预期的是，与传统的四诊法一样，推诊法也将经历一个不断发展和完善的过程，需要有志者的不断探索。

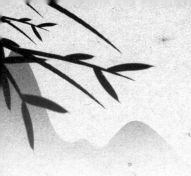

第八章
《黄帝内经》的启示

每个人都有自己的健康观。所谓健康观，是指一个人对健康问题观念的总合。不管一个人意识到没有，健康观决定了此人在健康问题上的言行。

笔者的健康观是，一个人的健康，应以"治未病"为主，在"治未病"中，应以自疗为主。一个国家，一个民族的健康，与此相同。

这一健康观，包含着历史的必然性。让我们从一个案例谈起。

第一节 压垮"恐龙"的包袱

美国通用汽车公司（GM），是一个庞大的商业帝国。大到何种程度呢？世界上每 5 个人当中，有一个是中国人；世界上每 5 辆汽车当中，有一辆是通用汽车。全球五百强中，通用名列第五。如果按产值计算的话，通用一个公司的产值，相同于全世界一百多个国家中，排在第 20 的国家的产值。

通用汽车公司有过辉煌的历史。

通用公司是威廉·杜兰特于 1908 年创立的，2008 年将是通用公司的百年寿辰。1955 年，通用公司成为美国第一个产值超过十亿美元的企业，并成为全世界雇员最多的私人企业。月球上唯一的一辆汽车，就是通用公司制造的，那是 1971 年 7 月 31 日，人类登月成功时留下来的。总之，通用公司创造了许多世界第一。

但是，目前这个庞然大物在金融分析家眼中，却是一只有可能灭绝的"恐龙"。

2004 年，通用的债务等级只比"垃圾债券"高一级。2005 年，通用公司亏损 106 亿美金，其信用降到了垃圾等级，其股票掉到 23 年以来的最低点。翻开报纸，一连串通用公司的坏消息，诸如，出售公司产业换取现金；裁员几万人；消减汽车生产量；关闭工厂；等等。

是不是全世界都突然不需要汽车了呢？

不是的。与此同时，日本的丰田汽车公司业绩蒸蒸日上，并在通用公司的大后方———美国，设厂造车，照样盈利。

那么，这只"恐龙"患了什么病呢？

所有的分析家都认为，通用公司的主要问题之一，就在于背上了一个极为沉重的大包袱，因此迈不开步子。

这个包袱是什么呢？

一份资料记载：通用汽车公司的工人，平均工资是 26 美元 / 小时，而丰田是 22 美元 / 小时，相差并不大。但工人每工作一小时，通用公司要支付 30 多美元的医疗费用，而丰田只付十来美元。这样一来，这两项的成本，通用公司为 60 美元，而丰田公司只有 30 多美元。在这种情况下，通用怎么能竞争得过丰田呢？！

另一些资料证实，分摊到每辆汽车的医疗费用，通用为 1500 ～ 1800 美元，而丰田只有 100 美元。

可见，这只"恐龙"背的就是医疗费用的包袱。

这是由历史原因形成的。简单地说，美国汽车工人都参加工会。而工会代表工人去向企业争取福利。美国汽车工会不仅为在职工人争取到了福利，而且为被解雇的工人，退休的工人以及退休工人的家属，也都争取到了福利。

再加上平均寿命延长等因素，形成了一个通用职工养活三个退休工人的局面。当通用鼎盛之时，公司拿得出这笔钱，而现在却形成了恶性循环：公司状况越不好越要裁员，这样，分摊到每位职工的负担就更重，每辆车的成本就更高，于是就越来越缺少竞争力，经营状况就更差。

那么，难道就没有出路了吗？

笔者认为，在现行的医疗体制下，其出路与全美国一样。一曰消减福利；二曰增税。通用也正是这样做的。2005 年通用与工会达成协议，减少福利 25%，为公司争得了一个缓冲的余地。工会之所以忍痛做出让步，是因为意识到"皮之不存，毛将焉附"。即如果公司垮了，工人和工会就什么都没有了。也许工会领导人还在暗地里，后悔当初不该为一时的痛快，损害了工人的长远利益。

第二节　世界各国医疗体系的窘境

通用的处境，其实很有代表性。下面让我们来看看世界各国医疗体系的现状。

现有的医疗体系，大致可分为四种。

第一种：政府全包型。像英、法、德、加拿大等国，政府支付一个公民从出生到死亡的全部医疗费用。

第二种：只管穷人型。印度属于这一种。公立医院免费向穷人开放。有钱人则到私立医院。

第三种：私立保险型。由私人保险公司、私立医院、私人药业公司来负担起全国人口的健康。政府只负责一部分，美国就属于这一种。

第四种：未定型或不定型。医疗制度处于体系转折中。原有体系不复存在，新的体系尚未完全建立起来。

让我们把这 4 种类型分别分析一下：

第一种：政府全包型。

政府全包型的特点是现在的人满意，但子孙不满意。

以法国为例。法国由社会保险承担了大部分医疗的费用，少部分由互助保险补充。社会保险由工资支付，现在占工资的 19.7%。即便这么高的比例，每年仍有巨大亏空。2003 年亏空 106 亿欧元；2004 年亏空剧增为 141 亿欧元。法国政府不是不明白"寅吃卯粮"，将来要被子孙骂这个道理，于 1997 年试图改革，但以失败告终。这两年又在进行改革。据说目标锁定为"每年只亏损 112 亿欧元"。

看过《红楼梦》的读者，可能还记得第五十五回中，王熙凤私下对平儿说的几句肺腑之言："你知道我这几年生了多少省俭的法子，一家子大约也没有背地里不恨我的……家里出去的多，进来的少……若不趁早儿料理省俭之计，再过几年就赔尽了！"这几句话可以说是法国领导人，对医疗体系无奈的心理写照。

为什么不趁着大权在握，大刀阔斧地平衡收支呢？凤姐儿也有自己的难处：一是怕"外人笑话"；二是怕"委屈了老太太"。

万一有一天过不下去了，怎么办？凤姐儿心存侥幸，希望老太太拿出些钱来，再各处"省俭些，陆续也就够了。只怕如今凭空再生出一两件事来，可就了不得了"。

法国也是如此，万一经济发生动荡，收入减少，"可就了不得了"。

第二种：只管穷人型。

这一类医疗体系有两大问题。一是医疗质量难以保证。例如，一些药品常常缺货，每位医生需要看的患者过多。因此，每个患者得到的时间就非常少。二是政府资金经常不到位，致使医院不得不负债经营。

为什么政府资金不到位呢？还是因为负担不起。为了社会的稳定，看来印度政府也是在咬着牙坚持。

第三种：私立保险型。

看上去美国的医疗体系，已经充分发挥了人类的想象力和创造力。政府负责老年人和低收入群体。公司和个人共同负担保险费用。医药界有行业道德自律，有舆论和保险公司的监督。如果医药界有过失，患者随时可以请律师告上法庭。政府并有专门机构调查患者不满意的案例。一个医生，如果出了错，有可能被吊销行医执照。总之，能想到的几乎都已经做到了。美国的医疗质量之高，也是世界公认的。

就是这样一个几近完美的全民医疗体系，目前面临着巨大的危机。

在美国医疗体系中，有这样五种力量：消费者，政府，医药界，企业界，保险界。以前，这五种力量保持了一种互相制约、共同生存的平衡状态，有点像中国的五行。但近年来，每一种力量的离心力都大大增加了，或者说这五种力量中存在五种不满意。

第一是消费者不满意。

2000～2006年，美国医疗保险费上涨了84%；而同期收入只增长了20%，通货膨胀却为18%。换句话说，不包括医疗保险的实际收入反而降低了，而降低的原因是保险费大幅度地急剧上升。

保险费大幅度急剧上升的结果有两个：一是同样的保险费包括的范围越来越小；二是个人支付的保险费增长幅度，大大超过了工资的增长幅度。

第二是医药界不满意。

保险公司在消费者和企业界的压力下，转而向医生施加压力，要求医生降低费用。笔者接触过一些医生，纷纷在抱怨"行业难"（不是李白的"行路难"）。医生本来与律师一样，是美国社会最引人羡慕的行业之一，现在收入下降，地位也随之下降，医生当然不满意。

第三是企业界不满意。

美国四口之家一年的平均医疗开支为11000美元，其中60%由公司支付。保险费的大幅度上升，公司首当其冲。可以想见，每年当CFO（财务首席执行官）拿到医疗保险的报告时，脸色一定不太好看。

第四是保险业不满意。

1987～2005年，美国无保险人数增加了23%，达到4600万人。而从2000～2006年，为职工保险的公司从69%下降到60%。越来越多的个人和公司不买保险，保险业怎么会满意呢？

第五是政府不满意。

无保险人口的增加，对社会的安定构成很大的威胁。通常，无保险的人生病，一定会比有保险的人花费更大。医院不得拒绝患者，这是美国法律规定的。因此，这笔费用，最终是由社会负担，主要由支付保险费的人负担。

此外，如果没有适当的保险，一场大病就可能使一个中产阶级之家破产。到了2040年，美国社安医疗体系（medicare）将入不敷出。更严重的是，美国医疗费用占全社会的总资源的比例急剧增加，有危害到其他各行各业的危险。

这一比例，可以用医疗费用占GDP（国内生产总值）的比重为代表。美国医疗费用，20世纪60年代占GDP5%；70年代占8%；80年代占10%；目前约占GDP16%。

美国有一个预测认为，这一比例将于2020年达到20%；于2025年达到25%。

那么，50年后会如何呢？

如果一个社会的主要资源，都被医疗体系占去了，那么，其他行业如何生存，如何发展？

人们谈癌色变，而癌细胞的特点就是无限制地自我扩充，占有一切营养，最终使正常细胞因得不到营养而死亡。癌细胞还有一个特点，即它本来也是正常细胞，只因无限扩充，才被称之为癌。

第四种，未定型或不定型。

此类型国家的医疗体系的负担非常重。

但是，不定型的医疗体系也有一个好处，即改革起来比定型的医疗体系更容易。

纵观世界各国的医疗体系，找不到什么特别乐观的例子。也许石油输出国可以例外。但这种例外，其他国家无法学习。

现代医疗体系的历史只有一百多年。这么年轻，就背上了如此沉重的包袱，究竟问题何在？

第三节 世界医疗体系的发展方向

世界各国的医疗体系，不约而同地陷入了窘境。这说明根源不是在枝节问题上，不是在具体实施的办法上，而应该从方向上找原因。

笔者认为，目前医疗体系的"病根"，就在于没有采用《黄帝内经》指出的"上工治未病"的方向，而走上了"治已病"的方向。这是其一。

其二是，即使在"治已病"当中，也未按照《黄帝内经》指出的"天人合一"，"天人相应"的方向，而是只考虑人体本身的疾病。如果一位患者对医生讲述，天气如何使自己的病情加重或减轻，对方也许会认为是天方夜谭。

我们知道，如果方向错了，走得越快，离目的地越远，也越难以纠正。

1993 年美国前总统克林顿上台后的第一件事，就是想进行医疗改革。挟总统上台之威风，尚不能成功，可见阻力之大。

而走得慢的反倒成了有利条件。

走笔至此，笔者想起了匈牙利诗人裴多菲的著名诗句：

> 生命诚可贵，
> 爱情价更高，
> 若为自由故，
> 两者皆可抛。

可见自由的价值在生命与爱情之上。

现代人正是如此。现代人要恋爱自由，婚姻自由，找工作自由，迁移自由，结社自由，信仰自由，等等。如果没有，就要力争，一直到争到手为止。

但是，有一项自由，很多人不仅不争取，反而拱手相让。这就是健康自由。很多人除了生病想起健康之外，其余时间忙于"享受生活"，有了病就找医生，把自己甚至全家人的健康自由都全部交到医生手里。

还有一件怪事。很多人对投资兴趣很大，投资股票，投资债券，投资房地产，还有智力投资，感情投资等。但是健康投资的概念缺少得可怜，或者根本没有主动把握自己健康的意识。不信在网上搜索一下，健康投资的条目不到投资条目的10%。有些人，买房子时，花了很多时间看房子；买股票时，花了很多时间研究股市。但是，这些人在自己的健康上花了多少时间呢？

对于上述这两种人，教育部门负有很大责任。因为在学校里，这些人没有培养出正确的健康观，或者说没有受到正确的健康教育。

笔者认为，作为一个现代人，我们应该掌握自己的健康自由，而掌握了健康自由的途径，就是进行健康投资。

既然是健康投资，我们就要讲求投资效益。什么样的健康投资效益最大呢？

这里又回到了《黄帝内经》告诉我们的，借天之助，健康投资效益最大；"治未病"，健康投资效益最大。

一个人如此，一个民族、一个国家，也是如此。

《黄帝内经》早在两千五百年前，就为目前医疗体系的怪症开出了药方，这就是借天养生，借天之力"治未病"。

什么时间吃这副药，有两种选择。

第一种，是主动吃药，及早恢复健康。

第二种，是被动吃药。记得一位先哲表达过这样的意思，当社会各个阶层都无法生活下去时，社会改革就要来临了。

我们可以改一下，当现有的医疗体系中的各个利益集团都忍受不下去了，医疗改革就要来临了。

医疗体系改革之后，会是怎样一幅图景呢？我们不妨来畅想一番。首先，健康在大中小学教育中的比重，大幅度增加，各派学说也都有一席之地。成人中不仅结婚夫妇和孕妇有必备的健康课程，甚至每一位成年人在不同的年龄段，也可以接受健康进修课程，以利于不断修正自己的健康观念和吸收最新的医学研究成果。就如对待违规驾车人的学习和奖惩要成为制度一样。

其次，每个成人都懂得按天时调理身体的道理，以及基本的食疗和经络的调理方法。比如，心脏偏弱者或心脏病患者无论在家里还是在医院，甚至走在路上，都应在中午和半夜前后的时段加倍小心。

再次，医生的主要职责是为人群提供健康咨询，并指导人群治疗一些小病和未病。药业的主要任务也改为生产与预防和预测有关的仪器和药品。

这时，各种慢性病都在大幅度减少。政府和保险业采用各种办法，鼓励人群保持健康。比如保险费的定价与人群健康的努力有关，而不是单纯依赖健康水平。

由于采用了最佳优生年度的方法，因而健康水平提高，畸形儿和智障儿每年都成比例下降。企业由于减低了保险和医疗的成本，并且员工出勤率增加，增强了在世界市场的竞争力。

美国政府不再为 medicare 而发愁，通用汽车公司也恢复了青春活力。但是，好景不长，由于世界各国先后采用了同一制度，竞争再度激烈起来……

这么复杂的改革，美国是怎么做到的呢？

据说美国总统把各个利益集团的代表，召集到白宫，只讲了八个字。等各方面都想通了，改革方案也就成熟了。

读者可能已经猜到了，这八个字是，"皮之不存，毛将焉附"。

第四节 《黄帝内经》的超前性

有的读者可能怀疑《黄帝内经》是否还适用，毕竟成书到现在已经过了两千年了。

研究了《黄帝内经》之后，笔者最大的感想就是：《黄帝内经》的思想太超前了。超前到可能不是地球上这次人类文明的产物，并且 21 世纪很可能还是解读不出《黄帝内经》的许多奥秘。

举个简单的例子来说，现代科技至今不能很好地证明经络的存在，更不用说证明五脏六腑与经络的关系，经络之间谁与谁互为表里的关系，以及哪条经络在何时气旺。但古人在两千年前，就把这一切了解得清清楚楚。现在的中医，许多只是照葫芦画瓢，就像看不见闪光点，就只能照书上标的尺寸下针一样。

再举一个例子。假定你我有 100 年的详细气象资料，有最大型的电子计算机，能否把运气学五因素分离出来呢？

笔者认为不可能。笔者参加过若干预测课题，因此熟悉现有的各种预测方法，诸如系统动态学，计量经济学，各种回归方程，线性、非线性优化方程等等。只要看一看五运六气的内容，再看一看现在气象学所能收集到的数据，就会知道分离五因素是多么困难。

光拿五运来说，查遍所有的资料，没有人知道五运是怎么来的。如果说火年可以勉强用太阳黑子活动来解释的话，那么，金年呢？土年呢？水年呢？更重要的是，为什么五运排列得那么整整齐齐，像一列受阅的士兵？现在的天文望远镜，可以观察到几十亿光年之外的星光，但是却无法解释五运的形成。而古人在科技那么落后的当时，又是如何总结归纳出来的呢？

类似的问题一大箩筐。例如，所有的医学资料都证实，日节律确实存在，月节律与许多疾病有必然的联系，等等。事实确实有，但没有人能说清楚是怎么回事。中医书是根据《黄帝内经》的记载。至于《黄帝内经》的理论是怎么来的，就只有猜了。

有人说，打江山的人知道江山是怎么打下来的；而坐江山的人，就只能去猜江山是怎么打下来的。我们现在用《黄帝内经》，都是在猜为什么《黄帝内经》这么说。有时就干脆告诉大家"《黄帝内经》是这么说的"，句号。

这就是为什么笔者认为《黄帝内经》太超前了，超前到现代科技不能证实的程度。科学技术"不能证实"，而许多事实却能证明《黄帝内经》是对的。这只能有一个解释，就是现代科学还是远远落后于《黄帝内经》。

也许到了下个世纪，人类可能能够解开《黄帝内经》的一部分谜。

《黄帝内经》的正确性被历史证明过。为什么呢？

现代西医的历史只有一百多年。血压计是 1896 年由意大利人发明的；听诊器是法国人于 1814 年发明的；输血是 1908 年由一个外科医生发明的；人类第一支疫苗是在 1921 年使用的；消毒法是 1860 年发明的；抗生素是 1891 年发明的；维生素 A 是 1913 年发现的；青霉素是 1918 年发明的，

1941 年才生产出来，等等。

　　而《黄帝内经》成书于两千五百年前，比现代西医的历史长十几倍。在这漫长的时期里，以《黄帝内经》为指导的中医负责了中华民族的健康。直到半个世纪前，占世界人口 1/5 的中华民族，一直是由中医来关照的。一根银针、一把草药就担负起了世界上人口最多国家的保健重任，一负责就是两千多年。难道还有比这一事实更有力的证明吗？

　　既然《黄帝内经》被两千年实践证明是正确的。那我们还怀疑什么？还犹豫什么？虽然我们看不见穴位的闪光点，但并不妨碍我们照《黄帝内经》的尺寸去下针。

　　我们不仅应该按照《黄帝内经》的尺寸下针，而且还应告诉全世界：

　　《黄帝内经》是先进的，是超前的。

　　拿什么告诉世界呢？

　　拿事实。

　　如果我们能够拿出事实来，证明五运六气的规律确实存在，证明按照运气学就能保持健康，按照运气学就能治病，按照运气学就能优生，按照运气学就能大幅度地降低医疗费用，开辟出一个以预测、预防、治未病为主的新的医疗体系。那么，我们还发愁全世界不认真倾听吗？

　　我们担心的是，五运六气学说被一些所谓关心"汉学"的国家先学了，再"出口转内销"。其实，也不用担心，《黄帝内经》应该是全人类的共同财富。我们应该有此胸怀，有此气魄。我们应该关心的是，如何使更多的人先受益，如何破解《黄帝内经》中的千古之谜。

第五节　造就高水准中医师与发展运气学理论

　　造就高水准中医师与发展运气学理论，这两个问题是相互联系的，可以说是互为因果的。没有高水准的中医师，就无法发展《黄帝内经》，而不研究、继承《黄帝内经》就不能培养出高水平的中医师。

　　在本书第一版脱稿之际，中国中医药界发生了一件破天荒的大事———国务院十六部委于 3/21/2007 联合发布了《中医药创新与发展规划纲要》（以下简称《纲要》）。这是一个为期 15 年的中长期发展纲要，并且是中国国家中长期科技发展纲要的一个组成部分。

从 1900 年以来，中国中医药一直处于不断萎缩的状态，中医人数百年来减少了一半以上，而中国人口增长了 3 倍。中国是中医药的发源地，但截至 2007 年，中国的中药在国际中药市场上只有 10% 的市场份额。此前有段时间中国社会上还有人要求废除中医……

《纲要》的发布中医药发展纲要对于扭转这一趋势，无疑将起到重大作用。毛泽东同志曾经讲过：政治路线确定之后，干部就是决定的因素。政策是要人来执行的，政策执行的好坏，完全看执行人的意愿和素质。

因此，可以说，要想不打折扣地完成《纲要》中提出的各项目标，关键在于培养和吸引一大批有志于中医药的人才。

如何才能造就高层次的人才呢？

李阳波认为："要用'象'来把握阴阳，这是造就高层次中医师的唯一途径。"什么是"象"呢？李阳波认为三阴三阳就是"象"。

李阳波还认为："在我们中医，谁掌握了阴阳数术的构造体系，谁懂得这些体系更多的演化，更多的变化，他就可以成为中医的佼佼者。"

笔者认为：上面讨论过，在中医这一行，"阴阳数术构系"就是五运六气理论。因此，李阳波在这里已经告诉我们，谁掌握了五运六气，并能够灵活运用，谁就可以成为中医界的佼佼者。这就为许多有志于中医的年轻人指明了一条捷径。

仅有诊病治病的高手还不够，时代还需要能够发展《黄帝内经》的人才。

首先，这是由于运气学理论还不够完善。

李阳波认为："五运六气学说还没有得到充分的运用，这与它的尚未完善性有很大关系。也就是说，古人所创造的运气学说还有不完善的地方。《黄帝内经》提出了很多课题，总的来看，虽然经历了几千年的努力，但这些课题还远远没有解决。"

从本书中，读者也可以看出运气学不完善的地方。例如，年度之间运用五运理论；年度内到月这一时段用六气理论；阴历月这一时段大部分是空白；在旬这一时段，在日这一时段用的是五行。

　　显然，这个"五"与"六"之间，存在着一些不够协调的地方。用"五"所做出的预测，与用"六"所做出的预测，也有不一致的地方。用运气学五因素做预测，因为其中一个因素属"五"，四个因素属"六"，因此也会有一些不足之处。这些都有待于有志者在发展运气学、发展《黄帝内经》时加以弥补。

　　据说爱因斯坦花了后半生的精力，试图建立一个统一的力场。我们也需要一位中医界的爱因斯坦，来建立一个五运六气的统一场。

　　第二，由于时代已经大大发展了。我们已经掌握了和即将掌握许多古人不具备的技术和手段，同时，我们还面临许多古代没有的医学挑战。

　　那么，发展《黄帝内经》需要什么素质呢？

　　李阳波认为："中医是利用了最可能的精密仪器———具备特异功能之人，依据最客观的参数———自然景象而建立起来的一门学问。它从人体内部来观察世界，又从世界外部来观察人体。"在另一个场合，李阳波说过，必须要有"北大""清华"学生的素质才能学好中医。

　　笔者认为：在这里，李阳波提出两条。第一，学习和研究中医之人学术上的素质要比一般人要高；第二，要通过基本的儒、释、道等各家经典学说的认真修炼，使自己首先成为一台"精密仪器"，可以从人体内部来观察和证实世界，同时，又从世界外部来观察和验证人体，以求达到"天人合一"，"人天相应"的境界。

　　上面我们曾经引用李阳波的观点———中医是属于中国传统文化中的"子"部。李阳波认为，"子部理论的基础是阴阳五行八卦"。"但是，要想把这些学问落到实处，派上用场，这就是'术'的问题。'术'的基础是什么呢？'术'的基础就是修炼精、气、神。如果医家没有'术'的修炼，他怎么发现经络；如果道家没有'术'的修炼，他怎么知道周天运行；命相没有修炼，怎么知道你的过去未来"。总之，"'术'的实现只有修炼这一条路。迄今为止，还没有一台机器能够代替这个过程"。

　　为什么李阳波这么强调修炼呢？这是由医的特性所决定的。

　　世界上有三种研究方法可以得出科学结论。

　　第一种，统计方法。

　　根据大数定理，又随机抽样选出足够大的样本，对结果进行数理统计分析；由相关程度的大小就可以判别"是"还是"不是"。

第二种，纯数学推导。

先根据人们都认同的现象建立公理，根据公理，用数学方法推导定理，再依据定理一步一步推演下去。

从前有一个故事，说在一个有64个格的棋盘上，第一个格放一粒米，第二个格放两粒，第三个格放四粒。每个格都是前一格米数的二倍。一开始，人们认为一袋米够了，但结果是，全国的米都不够。

这说明，人的直观感觉不能胜任这类工作，而数学却能得出惊人的发现。

第三种，内证方法。

这就是中国古圣先贤的研究方法。这一方法在历史上有很多记载。这也就是李阳波所说的"从人体内部来观察世界，又从世界外部来观察人体"的方法。可以说，所有"子"部的经典都是人类用这一"内证"方法取得的。因而这是已被证实了的有效的方法。

医的学问，或者说人体的学问，适合用"内证法"研究。《黄帝内经》已经证实了这一点，而不适于用统计或数学推导的方法研究。为什么？

统计方法适合于现有的科学技术手段已经了解了的事物。只有用现有的观测手段能够观测的现象，才能进行统计。李阳波说："大气圈的变化，即温度、湿度、压力的变化会影响生命物质。而从六经的角度言，温度由太阳寒水、少阳相火、少阴君火来决定；湿度是由阳明燥金和太阴湿土来决定；压力则由厥阴风木来决定。"

笔者认为，现代科技手段能观测到温度、湿度、气压，但观测不到三阴三阳，因此就不能用统计方法研究三阴三阳，起码不能用统计方法来发展三阴三阳的学说。

李阳波说："至于检验的问题，恐怕还要等好些年，一直要到我们能够找出验证三阴三阳的仪器以后，这个问题才能最后下结论。"

数学推导方法比较适合物理现象，而不太适合生命现象。《黄帝内经》对此已有结论："阴阳不以数推以象。"需要说明的是，笔者"天人加临"的数理模型方法，实质上是以"象"来推论，并不是数学公式的推导，因此称之为数理模型，而不是数学模型。换句话说，是将《黄帝内经》的文字概念，与李阳波的思想，转化成为数字。

医的特点是，其对象是一个极为复杂的生命体，而这一生命体又与自然界有物质、信息、能量的交流。目前我们观测人体这一生命体的手段还很原始，观测物质、信息、能量交流的条件还不具备。因此，通过仪器来观测，再用统计、数学推导的条件还不具备。

在这种条件下，内证法是我们发展五运六气、发展《黄帝内经》的唯一选择。而要想运用内证法就必须修炼。这就是李阳波在书中多次强调修炼的原因。